Monthly Book

Medical Rehabilitation

編集企画にあたって………

　リハビリテーションは急性期から生活期まで幅広い健康場面において身体機能を高め環境を整えることで身体や精神そして社会的活動を促進するためのアプローチと考えることができる．今回特集で取り上げたテーマは慢性期障害者の健康増進である．疾患病態からみると症状の改善や増悪がなく，機能障害が残存した状態であり，医療的介入の必要性が低いと位置付けられる分野でもある．一方で現実ではこうした機能障害を持ちながら長期間生活する人の数は医療の進歩とともに確実に増加している．そうした人々が年を重ねながら体調を維持していくことは既存の枠組みの中では予防医療や保健に該当することであるが，十分な取り組みが行われているとはいえない状況である．障害に対しては障害者手帳の発行と総合支援法が運用され，自立生活を支援する体制は整っている反面，体調維持への支援は限定的である．こうした背景として，慢性期障害者の健康維持・増進をどのように捉え，介入するべきかについての知見が確立していないことが挙げられる．

　医学や福祉の枠組みでは位置付けが確定していない障害者の健康増進というテーマについて，回復期・生活期のリハビリテーション，障害者スポーツ，社会福祉施設の様々な現場で当事者への対応に取り組まれている方々に今回は執筆をお願いした．総論として現状と課題，生理学，栄養学，医学的アプローチを取り上げ，その後各障害分野について具体的な取り組みについて紹介していただいた．

　初めに現状と課題について緒方が担当し，どのような切り口で障害者の健康増進を捉えることができるか概説した．なかでも活動量低下を予防することが一連の取り組みの中核に位置付けることで介入法を整理することができる．次いで伊藤倫之先生からはスポーツ場面など活動量向上を支える循環・呼吸・体温調節の生理学について脊髄損傷と切断を中心に理解しておくべきポイントをご紹介いただいた．栄養管理については元永恵子先生に障害者スポーツアスリートの知見を紹介いただき，内容はアスリートだけでなく一般障害者にも適応できるものとなっている．医学的アプローチは吉岡和泉先生から生活期に対する医療管理下の集中的なリハビリテーション介入の方法と効果についてご紹介いただき，医療における位置付けを整理していただいた．

　各論として脳血管障害については山本　満先生から，脊髄損傷については樋口幸治先生から肢体不自由を考慮した運動としてどのような選択肢があり，何を目安に実施すべきかを整理していただいた．重度の肢体不自由者への対応として脳性麻痺者が多く実践するボッチャ競技での知見を基に奥田邦晴先生からそのトレーニング法をご紹介いただいている．肢体不自由の他に，視覚障害については清水朋美先生に，知的障害については澤江幸則先生からご寄稿いただき，現状の解説と身体活動向上の具体的な工夫や実施の場面を紹介いただいた．最後に地域における取り組みの紹介として，長年の実績を持つ横浜市の事例を熊谷俊介先生にご紹介いただいている．

　いずれの寄稿も視点の整理と具体的な取り組みが紹介されており，実用的であると同時に障害者の健康増進という新しいテーマを理解する助けになる内容となっている．「医療は慢性期の機能障害とその健康維持にどのように取り組むべきなのか」という，今後ますます重要度を増すテーマについて，本特集号が足がかりの一つになることを期待している．

2020 年 8 月
緒方　徹

Key Words Index

和 文

― あ行 ―
運動 51

― か行 ―
課題指向 57
過体重・肥満 57
活性酸素種 7
活動性 25
活動量 7
活動量低下予防 1
筋力トレーニング 37
訓練 33
健康寿命 1
健康づくり 37
高血圧 33

― さ行 ―
視覚障害 51
循環調節 7
障害者のロコモティブシンドローム 1
生涯スポーツ 65
自律神経機能 43
自律神経障害 7
身体計測 17
心拍数 43
スポーツ 33
スポーツ栄養 17
座りがちな生活 57
生活期 33
生活期リハビリテーション治療 25
脊髄損傷 37

― た行 ―
体温調節 7
体組成 17
地域資源 65
知的障害 57
中核拠点施設 65
トレーニング 43

― な行 ―
ニコニコペース 37
脳血管障害 33
脳性麻痺 43

― は行 ―
パラリンピックアスリート 17
プロリハ 25
ポールウォーキング 57
ボッチャ 43

― や行 ―
有酸素運動 37
横浜市 65

― ら行 ―
リハビリテーション 65
ロービジョンケア 51

欧 文

― A ―
activity 25
aerobic exercise 37
anthropometry 17
autonomic dysfunction 7
autonomic nervous system 43

― B ―
boccia 43
body composition 17

― C・E ―
cardiac regulation 7
cerebral palsy 43
cerebrovascular disorder 33
community-based phase 33
core facility 65
exercise 33,51

― H・I ―
health promotion 37
healthy life expectancy 1
heart rate 43

hypertension 33
intellectual disability 57

― L・O ―
lifelong sport 65
local resources 65
locomotive syndrome of people with disabilities 1
low vision care 51
overweight/obesity 57

― P ―
pace with a smile 37
Paralympic athletes 17
physiatrist and registered therapist operating rehabilitation；PROr 25
physical activity 7
prevention of physical activity decline 1

― R ―
reactive oxygen species 7
rehabilitation 65
rehabilitation medicine in chronic phase 25

― S ―
sedentary life 57
spinal cord injury 37
sports 33
sports nutrition 17
strength training 37

― T ―
task-oriented 57
thermal regulation 7
training 43

― V・W・Y ―
visual impairment 51
walking with sticks 57
Yokohama city 65

Writers File

ライターズファイル（50音順）

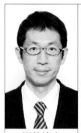

伊藤倫之
（いとう ともゆき）

1997年	京都府立医科大学医学部卒業 同大学第一生理学教室
2001年	国立伊東重度障害者センター医師
2002年	浜松医科大学リハビリテーション部
2007年	和歌山県立医科大学リハビリテーション医学講座，助教
2008年	オランダナイメーヘン大学留学 和歌山県立医科大学観光医療推進学講座，講師
2009年	和歌山県立医科大学みらい医療推進学講座，講師
2015年	京都府立医科大学大学院リハビリテーション医学
2016年	京都府立心身障害者福祉センター附属リハビリテーション病院，医長
2018年	田辺記念病院リハビリテーション科，部長 京都府立医科大学大学院リハビリテーション医学，客員講師

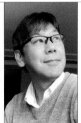

澤江幸則
（さわえ ゆきのり）

1993年	筑波大学大学院修士課程体育学専攻修了 横浜市北部地域療育センター，児童指導員
2003年	東北大学大学院博士後期課程教育心理学専攻修了 文京学院大学人間学部，専任講師
2006年	筑波大学人間総合科学研究科体育学専攻，講師
2012年	同大学体育系，准教授

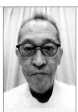

山本　満
（やまもと みつる）

1990年	産業医科大学卒業 同大学リハビリテーション科入局
2000年	福島労災病院リハビリテーション科，部長
2003年	埼玉医科大学総合医療センターリハビリテーション科，講師
2006年	同大学，准教授
2010年	同，教授

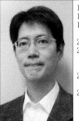

緒方　徹
（おがた とおる）

1995年	東京大学卒業
1997年	三井記念病院整形外科
1998年	都立墨東病院救命救急センター
2000年	東京大学大学院
2004年	国立身体障害者リハビリテーションセンター研究所，流動研究員
2006年	東京大学整形外科学教室，助手
2009年	国立障害者リハビリテーションセンター研究所運動機能系障害研究部，部長
2013年	同病院障害者健康増進・運動医科学支援センター，センター長

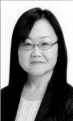

清水朋美
（しみず ともみ）

1991年	愛媛大学医学部卒業
1995年	横浜市立大学大学院医学研究科修了
1996年	ハーバード大学医学部スケペンス眼研究所留学
2001年	横浜市立大学医学部眼科学講座，助手
2009年	国立障害者リハビリテーションセンター病院第二診療部，眼科医長
2017年	同病院，第二診療部長

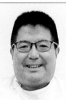

吉岡和泉
（よしおか いずみ）

1994年	近畿大学医学部卒業
2013年	和歌山県立医科大学リハビリテーション科入局
2014年	那智勝浦町立温泉病院リハビリテーション科，医長
2017年	那智勝浦スポーツ温泉医学研究所，副所長
2020年	那智勝浦町立温泉病院リハビリテーション科，医長

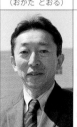

奥田邦晴
（おくだ くにはる）

1978年	大阪府立身体障害者福祉センター機能訓練課
1985年	大阪外国語大学卒業
1994年	大阪府立看護大学医療技術短期大学部，講師
1998年	大阪府立大学大学院社会福祉学研究科博士前期課程修了
2002年	川崎医療福祉大学大学院医療福祉学研究科博士後期課程修了
2005年	大阪府立大学総合リハビリテーション学部，教授
2015年	一般社団法人日本ボッチャ協会，代表理事
2017年	大阪府立大学大学院総合リハビリテーション学研究科，教授・学長補佐・地域保健学域長

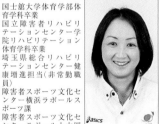

樋口幸治
（ひぐち ゆきはる）

1990年	福岡大学卒業
1992年	同大学大学院修了（修士） 同大学運動生理学研究室，助手
1993年	熊本機能病院熊本体力研究所，研究員
1996年	（有）健康科学研究所，春日事業所長
2000年	国立伊東重度障害者センター，運動療法士
2002年	国立障害者リハビリテーションセンター病院，運動療法士
2006年	広島大学大学院修了（博士）
2015年	国立障害者リハビリテーションセンター病院，運動療法士長

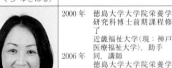

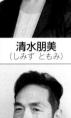

熊谷俊介
（くまがい しゅんすけ）

2009年	国士舘大学体育学部体育学科卒業
2011年	国立障害者リハビリテーションセンター学院リハビリテーション体育学科卒業 埼玉県総合リハビリテーションセンター健康増進担当（非常勤職員）
2012年	障害者スポーツ文化センター横浜ラポールスポーツ課
2020年	障害者スポーツ文化センターラポール上大岡スポーツ課

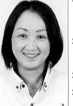

元永恵子
（もとなが けいこ）

2000年	徳島大学大学院栄養学研究科博士前期課程修了 近畿福祉大学（現：神戸医療福祉大学），助手
2006年	同，講師 徳島大学大学院栄養学研究科博士後期課程修了　博士（栄養学）
2010年	国立スポーツ科学センター，契約研究員
2015年	同センター，研究員

Contents

障害者の健康増進アプローチ

編集企画／国立障害者リハビリテーションセンター病院
障害者健康増進・運動医科学支援センター長　緒方　徹

I．総論

慢性期障害者の健康リスクと課題　　　　　　　　　　緒方　　徹　　*1*

障害者の健康寿命を延伸するためには，各種障害において加齢に伴う健康リスクに適切に対処し機能と活動性を維持していく方法を確立することが必要である．

障害者の運動生理　　　　　　　　　　　　　　伊藤　倫之ほか　*7*

自律神経障害のある頚髄損傷者の運動時の循環，呼吸や代謝などの生理学的応答は異なっており，理解して，運動指導を行う必要がある．

肢体不自由のアスリートの体組成評価と栄養管理　　　元永　恵子ほか　*17*

パラアスリートの体組成評価は，欠損部位や体内の金属の有無，体水分に影響を受けるため，各種測定方法の特徴を理解したうえで栄養サポートに活用することが求められる．

生活期に実施する活動性向上のためのリハビリテーション治療

吉岡　和泉ほか　*25*

生活期の障害者に対するリハビリテーション治療による健康維持の戦略として，生活期においても医療を活用し，適切なリハビリテーション医療を行う必要がある．

II．各論

生活期における脳血管障害者の運動と健康管理　　　山本　　満ほか　*33*

実際の生活期における脳血管障害者の運動は，比較的運動強度の低い卓球や自転車エルゴメーター，水泳・水中歩行などの有酸素運動と筋力トレーニングが上位を占めている．

Monthly Book
MEDICAL REHABILITATION No.253/2020.9 目次

編集主幹／宮野佐年　水間正澄

脊髄損傷慢性期の運動と健康管理　　　　　　　　　　樋口　幸治　**37**

　　脊髄損傷慢性期の「適度な運動」は，損傷レベルの運動生理学的特性や実践例を
　　知ることで，臨床現場や長期間の日常生活で二次障害予防・治療の実践につな
　　がると考えられる.

脳性麻痺者の運動と健康管理　　　　　　　　　　　　奥田　邦晴ほか　**43**

　　重度脳性麻痺者に対する運動プログラムの紹介とその効果について，心拍数や
　　自律神経機能など，幅広い視点から評価・解説している.

視覚障害者の運動と健康管理　　　　　　　　　　　　清水　朋美　**51**

　　周囲の理解と配慮があれば，視覚障害者は見えにくいことを理由に運動を諦め
　　る必要はない. 運動を継続することで，心身の健康増進と円滑なロービジョン
　　ケアが期待できる.

知的障害者の加齢に伴う健康増進アプローチ　　　　　澤江　幸則ほか　**57**

　　知的障害者における高齢化に伴う健康問題を解決するために課題指向型の健康
　　増進アプローチについて検討した.

健康増進に向けた地域の取り組み─横浜市の場合─　　熊谷　俊介ほか　**65**

　　横浜市における障害者のスポーツ活動を通じた健康増進の取り組みを紹介する
　　とともに，中核拠点施設として求められる役割や機能，関係機関との連携など
　　について概説する.

✤キーワードインデックス　前付2
✤ライターズファイル　前付3
✤ピン・ボード　70
✤既刊一覧　73
✤次号予告　74
✤掲載広告一覧　74

読んでいただきたい文献紹介

　今回特集した障害者の健康増進は新しいトピックスであり，既存の報告は多くはない．慢性期障害者の健康リスクについては脳卒中患者（stroke survivors）や脊髄損傷者についての論文が多くみられるため，その内容がどこまで他の疾病・障害に一般化できるのか注意しながら参考にすることができる．また活動量（physical activity）や，その対語となる不活動（sedentary lifestyle）は，評価や介入法について情報を得る際のキーワードとして有用である．一方，文献の中では高齢者の機能低下や活動量についての報告が非常に多いため，障害者に絞って探す工夫も必要である．

　以下，障害者の健康状態の実態や評価についての総説的な論文を紹介する．

1) Smith AE, et al：Self-reported incidence and age of onset of chronic comorbid medical conditions in adults aging with long-term physical disability. *Disabil Health J*, 9(3)：533-538, 2016.

　　1,500例以上の肢体不自由者に3.5年の間隔をあけて追跡調査を行い，合併症の発生とそのリスク因子を調査している．その結果，BMI過多，腹囲増加，もともとの合併症の存在などがリスク因子として挙がっている．慢性期障害者の縦断研究は数が少ない中で重要な論文である．

2) Liou TH, et al：Physical disability and obesity. *Nutr Rev*, 63(10)：321-331, 2005.

　　障害者における肥満の問題についての総説．肥満の現状や障害を背景として肥満の増悪が進行するプロセスが解説され，それに対する対応法についても説明されている．

3) Lankhorst K, et al：Instruments Measuring Physical Activity in Individuals Who Use a Wheelchair：A Systematic Review of Measurement Properties. *Arch Phys Med Rehabil*, 101(3)：535-552, 2020.

　　車いす利用者の活動量評価方法について質問票と計測器の両面からレビューされており，どのような手法が現状で一般的なのか把握するうえでまとまっている．質問票としてはPhysical Activity Scale for individuals with Physical Disabilities（PASIPD）がエビデンスレベルとして高く推奨されており，計測器は上肢装着型の加速度センサーが複数種類挙げられている．

（緒方　徹）

MB Med Reha **No.253**：1-6, 2020

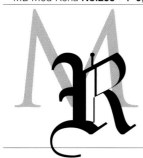

特集／障害者の健康増進アプローチ

Ⅰ．総論

慢性期障害者の健康リスクと課題

緒方　徹[*]

Abstract　障害者の高齢化は着実に進んでおり，慢性期にある障害者が加齢に伴う健康リスクに対処しながら機能を維持していく方法の確立が求められている．健常者と同様，障害者においても中高年期に肥満や痩せすぎを背景に血管病変や骨・筋肉の虚弱が進行することが長期の健康リスクとなることが多い．活動性の維持はこうした健康リスクへの対処に欠かせない要素であり，障害に留意した身体機能へのアプローチが重要となる．車椅子利用者の場合は上肢の機能維持が重要となるほか，体調維持にかかわる自律神経機能にも着目する必要がある．一方，社会参加を阻害するバリアや，介助者の高齢化など環境要因も活動量低下につながるリスクとして把握する必要がある．こうした課題は肢体不自由だけでなく，視覚などの感覚障害や精神・知的障害においても顕在化しており，障害者にかかわる複数の職種や施設間での連携や知見の共有が今後の課題となっている．

Key words　活動量低下予防（prevention of physical of activity decline），障害者のロコモティブシンドローム（locomotive syndrome of people with disabilities），健康寿命（healthy life expectancy）

障害者の高齢化と健康寿命

超高齢社会を迎えた我が国において，高齢化の進行は障害者においてもすでに顕在化している．厚生労働省「生活のしづらさなどに関する調査」の資料では平成 28（2016）年時点で身体障害者手帳保有者のうちの約 70％が 65 歳以上の高齢者となっている．この数値は若年で障害を持ち高齢に至ったケースと，中高齢になってから障害を持ったケースが混在しており注意が必要だが，医療環境の改善とともに障害者の余命も延びていると考えられる．

こうした障害者の余命延長は，その死亡原因の変化としても現れている．脊髄損傷を例にとると以前は尿路感染や褥瘡が死因となっていたが，近年の国内外の報告では心血管疾患の占める割合が多いことが示されている[1)2)]．これは一般人口と同じ健康リスクへの対処が必要になってきていることを示唆し，背景因子となる動脈硬化・肥満への対処が必要であることが推定される．

近年，健康政策の目標は寿命の延伸ではなく「健康寿命」の延伸となっている．健康寿命とは「健康上の問題で日常生活が制限されることなく生活できる期間」と定義されていることから，支援や介助なく生活できる期間を長く保つことが健康寿命の延伸につながると捉えられている．障害者の場合，慢性期において何らかの介助を必要としながらも社会参加を行っている期間が長く，上記の健康寿命の考え方では整理しにくい状態にある．障害者においては，「障害に応じた介助を得て安定した生活を送り，活動性維持と社会参加を実現している期間」を長く維持することが目指すところであり，これが「障害者にとっての健康寿命」ともいうことができる．そうした中で，加齢とと

* Toru OGATA，〒 359-0042 埼玉県所沢市並木 4-1　国立障害者リハビリテーションセンター病院障害者健康増進・運動医学支援センター，センター長

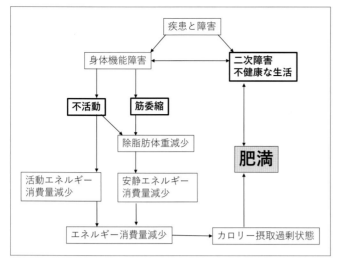

図 1.
身体機能障害と肥満の関係
身体機能障害をベースとして肥満に至るプロセスが負のサイクルを形成しやすい.
（文献 3 より改変）

もに出現する疾病によりその安定が崩れ，活動範囲が減少していく．そして体力の低下や虚弱や肥満，さらに血管性の病変へとつながっていくプロセスが，障害者の健康寿命を脅かすリスク要因となっている．

慢性期障害者の肥満・痩せの実態

障害者において肥満の頻度が高いことは世界的に報告されており，Body Mass Index が 30 以上になる頻度は一般人口の 1.2〜3.9 倍と報告されている[3]．その要因として身体障害に関連した不活動と基礎代謝の低値が考えられる．図 1 は身体障害が不活動と低代謝を介して肥満の増悪を生じさせ，それがさらに移動機能と活動性を下げる「負のサイクル」を示している．動脈硬化予防の観点からも肥満の進行を止める必要があり，そのためには活動性あるいはエネルギーバランスに介入する必要がある．

一方，我々が関連施設と連携して実施した施設利用の障害者の体重分布を調べたところ，肥満者の割合は施設によって大きく異なり，中には痩せすぎが多い施設もみられた．これは施設ごとの疾患頻度の影響を受けていると予想され，脳血管障害の症例が多い施設では肥満率が高い傾向がみられる．一方，頚髄損傷や神経疾患では低体重と虚弱を呈することが多く，肥満だけでなく痩せすぎにも注意が必要なのが，本邦の特徴かもしれない．

痩せすぎは血管性病変のリスクは肥満に比べて少ないものの，虚弱による体力低下や転倒による骨折により健康状態の維持が困難になっていくことが懸念される．

健康維持における不活動の問題

肥満であっても痩せすぎであっても共通の問題として挙げられるのが活動性の低下である．活動性は physical activity のキーワードで海外でも高齢者・障害者の健康維持の重要の要因となっている．活動性を高く維持することは心疾患だけでなく，がんや認知症の罹患率を下げることが報告されており，厚生労働省が示すアクティブガイド（2013 年）においても ＋10（プラス・テン）（1 日当たり 10 分多く活動する）が推奨されている．近年，活動性の定量評価は加速度センサーや心拍計機能を有したウェアラブルデバイスが普及したことによって健常者にとっては，比較的容易になっている．自身の活動量を知ることで健康度の目安とし，健康増進の取り組みにつなげることができる．

しかし身体障害者において活動量を評価することは容易ではない．車椅子利用者の場合は加速度センサーが正確な数値を出さないことがあり，また当事者にとって適正な活動量を定めることが現状ではできていない．我々は簡単に活動量を評価する指標として外出頻度を選定し，施設利用の身体障害者を対象に外出頻度を調査した．対象者の 25％が 1 年前に比べ外出回数が減っていると回答しており，施設スタッフの評価で持久力低下を示

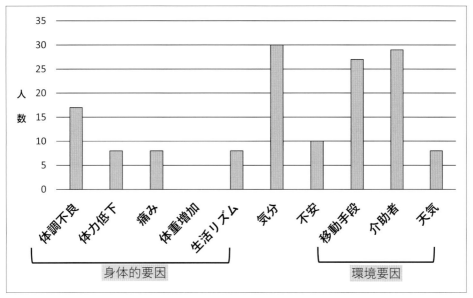

図 2. 施設利用者を対象とした外出の阻害要因についての調査結果
通所または入所で施設を利用する車椅子利用の身体障害者本人（n＝61）を対象に聞き取り
を実施．複数回答可とした．身体的な要因の他に阻害要因が多いことがわかる．

すケースでその傾向が強かった．**図2**は当事者が外出を妨げると感じる要因を示しており，体調不良や体力低下といった自身の要因の他に外出手段や介助者といった外的要因も挙がっていることがわかる．これらの結果からは当事者の身体的な変化に対応しながら外出などの活動性を維持できる環境を整えることが身体障害者の活動量維持に必要であることがわかる．

障害者における移動機能障害

外出などの活動性に直接影響を及ぼすのが移動機能の低下である．健常者においても近年，運動器の障害による移動機能低下が「ロコモティブシンドローム（ロコモ）」として定義され，様々な調査や予防事業が行われていることを考えると，障害者における移動機能低下を「障害者のロコモ」と表現することもできる．ただし，ロコモティブシンドロームが運動器（骨関節・筋肉）の病態を背景とし，また一定の基準（ロコモ度テストとその臨床判断値）で評価可能なことに比べると，障害者の場合は個人ごとにかかわる要因が多く，また基準を定めることが困難である．

病院に長期通院をする身体障害者をみると，年齢とともに移動機能についての不安を訴えるケー

スが多い．**図3**に典型的な臨床像を示す．車椅子利用者であれば筋力の低下，肩関節の痛み，体重の増加から移乗動作，車の乗り降りが困難になることが多い．一方，成人脳性麻痺者など歩行を維持してきたケースでは足部の痛みや，補助具を使用する上肢の痛み，筋緊張の変化や筋力低下，バランス機能低下から歩行不安が増大し，歩行量の減少そして体力の低下へとつながっていくケースが多い．

車椅子利用者であっても立位歩行者であっても痛みによる活動性の低下は有酸素運動能の低下や筋力低下を引き起こす．こうした体力低下の過程は健常高齢者と共通する面もあるが，特徴的なことは身体障害者の中にはこうした変化が40〜50歳代から進行するケースがみられ，健常者よりも10年以上若い年齢から注意が必要と考えられる．

移動機能以外の活動制限要因

肢体機能の他に活動的な生活を阻む要因の代表的なものとして体調変動と，社会のアクセシビリティの問題が挙げられる．体調は通常であれば血圧や体温のように生理機能によって恒常的状態が維持されるが，頸髄損傷に代表される神経麻痺疾患では自律神経障害による血圧変動（低血圧）やう

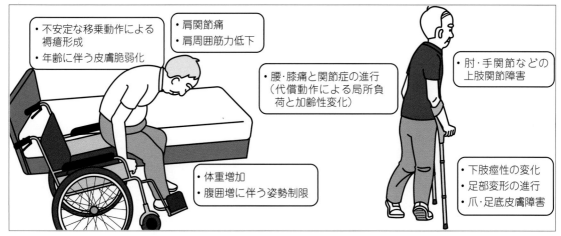

図 3. 加齢とともに進む移動機能障害
車椅子利用者も立位歩行者も長期間の日常生活維持の間に，局所的な負荷がかかり，
それが疼痛・筋力低下の要因となる.

つ熱，そして膀胱直腸障害が生じる．当事者にとって外出先での排泄の問題は切実であり，外出しての運動を考える際にも障害者用トイレや万が一，失禁したときに処置をするスペースが確保されていないと不安のため外出を控えることになってしまう．社会の中でのバリアフリーは進んでいる一方で，運動に関連する施設については健常者の余暇活動の場として位置付けられることが多く，疾病を持つ人の健康維持に活用できるよう整備されることは少ない．

障害者の体力維持とその課題

体力維持のための最も確立した方法は適度な運動である．しかし身体障害者にとって適度な運動は容易なことではない．

1．ウォーキングにおける問題

歩行運動は下肢筋力と心肺機能の活用を兼ねたものとなるが，車椅子を利用する場合は通常の移動方法に準じると車椅子は歩行よりもエネルギー効率が良いため，体への負荷が軽く，十分な強度の運動にならない．一方で，長距離を速いスピードで車椅子移動することは街中では難しい．自動車の利用や，電動車椅子の利用は活動範囲を広げ社会参加を促進するものであるが，車椅子を漕ぐ（自走する）機会を減らすことにつながる一面も持っていることに留意すべきである．一方，立位歩行者も加齢が進むとともに歩行時の疼痛や不安

定性が生じることがあり，十分な距離を歩くことができなくなってしまう．

こうした車椅子や歩行による有酸素運動実施が困難な場合には水泳やエルゴメーターの活用が考えられる．上肢用あるいは上肢・下肢併用のエルゴメーターは健常者も利用可能であり今後の普及が期待される（**図 4**）．問題となるのはエルゴメーターが設置されている場所が少なく，あってもその運動施設などへの障害者のアクセスに制限が生じていることである．歩行や機器への乗り移りにリスクが伴うと判断されると利用に制限が生じるほか，移動や更衣に介助を要する状態での一般運動施設の利用は難しい．

2．食事の課題

身体障害者の場合，基礎エネルギー代謝が低いことが多く，そのため適切な1日の食事量を設定することが難しい．特に中途障害の場合は健常時の食生活の延長で捉えられることが多く，本人の食事に対する基準を変えることが難しい．

肥満を解消しようとする際にある程度の運動習慣を導入しても体重に変化がみられない場合は食生活の確認を行う必要がある．

肢体不自由以外の健康維持の課題

慢性期の健康維持の難しさは肢体不自由者に限ったことではない．ほぼすべての障害において活動性を維持することの難しさは加齢とともに増

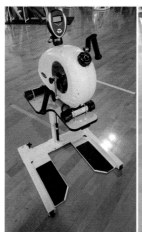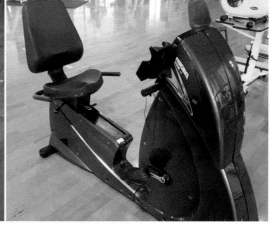

a|b

図 4. 各種エルゴメーター

実施者の身体的特性に合わせて使い分けるが，上肢用エルゴメーターが導入には使いやすい．手指の障害がある際にはハンドル把持に工夫が必要．リカンベント型には上肢と下肢の両方のハンドルが備わっているものもある．
　　a：上肢用エルゴメーター
　　b：リカンベント型下肢用エルゴメーター

加し，それが早期に顕在化する．

1．視覚障害

全盲者だけでなく広くロービジョンの分野で体力低下に対する対応が急務となっている．視覚障害者は，四肢体幹は健常であるため，健常者と同様の健康維持方法が適応可能と考えがちであるが，実際にはウォーキングにガイドヘルパーが必要が必要な場合があり，1人での移動が困難だとスポーツジムの利用を断られるケースも多くみられる．活動性の高い視覚障害者も転倒や衝突による骨折などのリスクがある．

2．知的障害・精神障害

活動性の高い当事者がいる一方で，加齢とともに体力低下や肥満が進むケースも多い．体の機能や痛みを正しく評価することが難しく，運動器に対する治療介入が十分できない場面もある．両親などの介助者の加齢の影響も考慮する必要がある．生活サイクルを変更することは難しい場合が多く，他の障害以上に予防的視点が必要と思われる．

ライフイベントと健康維持

身体障害者の移動機能低下は40〜50歳前後から始まることが多く，加齢による影響が最も考え

られるが，その他に様々なライフイベントが当事者の活動性を大幅に落とすきっかけとなり，それをきっかけに急速に体力低下が進むケースがみられる．

1．転　倒

特に立位歩行者でみられるが，車椅子利用者であっても落車がみられる．

2．骨　折

転倒による骨折の他，下肢麻痺者では脆弱化した下肢骨がストレッチなど軽微な外力で折れることがある．骨の菲薄化のため手術が困難で，骨癒合までに時間がかかるケースが多く，その間の安静で体力を落としてしまう．

3．褥　瘡

長期の慢性期を過ごす障害者にしばしばみられる傾向として，年齢が若いときは治癒していた殿部のスキントラブルや創が加齢とともに十分治癒せず褥瘡に発展することがみられる．

4．感冒による臥床

インフルエンザなどで1週間寝込むと体力（筋力と有酸素運動能を指す）の低下が生じる．しかし，この失われた分を後で取り戻すのは困難を伴うことが多い．

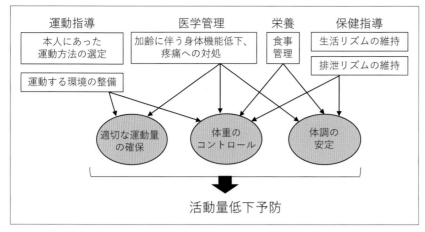

図 5.
活動量低下予防に向けた多面的アプローチ
障害者の健康維持・増進を考える際には医学的側面だけでなく環境面や生活面を考慮に入れ，問題を整理して対処することが大事である．

5．家庭環境の変化

中高齢であれば配偶者や両親の死亡は，介助体制の変更を余儀なくされるだけでなく，パートナーを失うことによる外出への意欲低下にもつながるものとして認識が必要である．また，転居も生活パターンを大きく変えるため，外出機会の確保を転居前に十分検討する必要がある．

障害者とがん

がんは国民の死亡原因の1位を占めており，高齢化する障害者においても今後ますますがん疾患は増加すると思われる．がんの早期発見は主要な取り組みの1つであるが，障害者の場合，一般的な検診の受診を困難と捉えていることが多い．定期的通院先がある場合でも主治医がそういった視点で検査をしない限り早期がんが見つからない．障害に関連する疾病に目が行きがちであるが，一般健常者と同様に中高齢の場合は体調の変化要因としてがん疾患の可能性は常に念頭に置く必要がある．

まとめ

本稿では慢性期の障害者が持つ健康リスクについて肥満・低体力を中心に概説した．活動的生活の継続は健康維持に不可欠な要因であり，逆に活動性低下を引き起こす要因が健康に対するリスク因子に直結しやすい点が障害者の健康維持における特徴である．したがって，活動性低下の原因への対処が障害者の健康リスク管理の課題となる．こうした要因は病理から始まる機能障害の視点で捉えられるものばかりではなく，体調管理や生活環境も大きく影響する分野である．したがって，健康増進をはかるためには一連のリスク要因に対して医学的なアプローチだけでなく，補装具の調整や生活環境の整備，あるいは社会のアクセシビリティの見直しなど多面的なアプローチを考えることになる（図5）．

文　献

1) Nakajima A, et al：The disease pattern and causes of death of spinal cord injured patients in Japan. *Paraplegia*, **27**：163-171, 1989.
2) Ahoniemi E, et al：Survival after spinal cord injury in Finland. *J Rehabil Med*, **43**：481-485, 2011.
3) Liou TH, et al：Physical disability and obesity. *Nutr Rev*, **63**：321-331, 2005.

MB Med Reha **No.253**：7-15, 2020

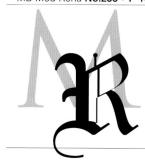

特集／障害者の健康増進アプローチ

Ⅰ．総論

障害者の運動生理

伊藤倫之[*1]　　小川貴美子[*2]　　金田好弘[*3]

Abstract　　障害者の健康増進には運動が必要であるが，そこで障害者特有の運動生理学を理解しておく必要がある．特に脊髄損傷者の中で頚髄損傷者のような自律神経障害のある障害者においては，運動に対する様々な生理学的応答が異なるため，深い理解を要する．頚髄損傷者は，交感神経障害により運動時の心拍数が，100拍／分程度までしか増加せず，そのためもあり，最大酸素摂取量が健常者や自律神経障害のない脊髄損傷者より低値になる．発汗や皮膚血流への血液再配分が障害されているため体温調節が困難で暑熱環境下では体温が上昇しやすい．また体温調節時の左房収縮能向上がみられない．暑熱時の体温調節については，体表面積の小さい切断者も困難である．また，マイオカインや活性酸素種の上昇も下位脊髄損傷者に比較して，頚髄損傷者のほうが小さい．それらの運動生理学的反応を理解して，運動療法を行っていく必要がある．

Key words　　自律神経障害(autonomic dysfunction)，循環調節(cardiac regulation)，体温調節(thermal regulation)，活性酸素種(reactive oxygen species)，活動量(physical activity)

はじめに

障害者の健康増進にも運動，栄養，休養が必要となってくるが，その中でも運動，栄養については，生理学の知識が重要となってくる．運動における運動生理学，栄養学における代謝生理学の理解とともに障害者の病態生理学の理解が必要である．その生理学的反応の違いが障害者特有の運動時の生理反応やトレーニング効果の違いにつながることがある．本稿では，運動障害とともに自律神経障害などがあり，運動や代謝において健常者と異なる脊髄損傷の生理学を中心に紹介する．

運動の生理反応

1．心拍数

運動によって心拍数が増加するが，これは，自律神経のバランスによる．**図1**にあるように運動負荷強度増加に伴う心拍数の上昇は，100拍までは副交感神経の抑制によって，100拍以上は交感神経活動の増加によって上昇する．脊髄損傷による対麻痺や下肢切断のアスリートによる車いす競技では，上肢での運動となるため運動による心拍数上昇は下肢の運動と比較しても低値である．さらに，頚髄損傷者は自律神経障害があるため，車いす駆動運動中の酸素摂取量と心拍数の関係を示しているが，健常者と頚髄損傷者では，両者とも直線関係を示し，ほぼ同一直線上にくるものの頚

[*1]　Tomoyuki ITO，〒 610-0331　京都府京田辺市田辺戸絶1　医療法人社団石鎚会　田辺記念病院リハビリテーション科，部長／京都府立医大大学院リハビリテーション医学，客員講師
[*2]　Kimiko OGAWA，医療法人社団石鎚会　田辺中央病院臨床栄養部
[*3]　Yoshihiro KANATA，兵庫医科大学ささやま医療センターリハビリテーション科，助教

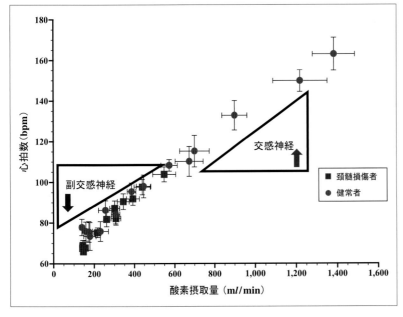

図 1.
頚髄損傷者と健常者の上肢運動
中の心拍応答

（文献 1 より改変）

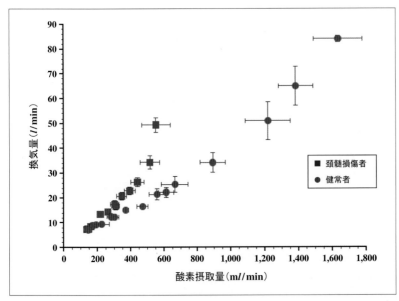

図 2.
頚髄損傷者と健常者の運動時の
換気量の変化（未発表データ）

髄損傷者の直線は途中で止まっている（**図1**）[1]. 頚髄損傷者では，副交感神経の抑制で 100 拍までは心拍数が上昇するが，自律神経障害のため交感神経が障害され，その先の心拍数の上昇が 110 拍／分までで制限されている．そのため，他の報告でも同様に頚髄損傷者の最大酸素摂取量，最大心拍数が健常者より低い[2].

2．換気量

換気量は心拍数同様，運動負荷強度に応じて，増加がみられる．これは，運動時に必要な酸素を体内に取り込むための重要な応答であり，運動時の化学受容器や機械受容器からの入力に応答して，換気量が増加する．頚髄損傷四肢麻痺者では，この運動時の換気量増加応答が亢進している．**図2** に示すように酸素摂取量と換気量の関係を示す直線の傾きが健常者の傾きと比較して大きくなっている（未発表データ）．このメカニズムについては不明であるが，頚髄損傷者は，1 回換気量が小さいため，死腔換気の割合が高く，同酸素摂取量に十分な換気量を得るため呼吸数が多いことが原因か，または機械受容体からの入力に対する応答が亢進している可能性も考えられる．現に上肢エ

表 1. 健常者の各年代での最大酸素摂取量

a. 男性

	Vo₂Max(最大酸素摂取量［ml/kg/分］)					
年齢（歳）＼レベル	20〜29	30〜39	40〜49	50〜59	60〜69	70〜79
優れている	55.4	54.0	52.5	48.9	45.7	42.1
非常に良い	51.1	48.3	46.4	43.4	39.5	36.7
良い	45.4	44.0	42.4	39.2	35.5	32.3
普通	41.7	40.5	38.5	35.6	32.3	29.4
悪い	41.7以下	40.5以下	38.5以下	35.6以下	32.3以下	29.4以下

b. 女性

	Vo₂Max(最大酸素摂取量［ml/kg/分］)					
年齢（歳）＼レベル	20〜29	30〜39	40〜49	50〜59	60〜69	70〜79
優れている	49.6	47.4	45.3	41.1	37.8	36.7
非常に良い	43.9	42.4	39.7	36.7	33.0	30.9
良い	39.5	37.8	36.3	33.0	30.0	28.1
普通	36.1	34.4	33.0	30.1	27.5	25.9
悪い	36.1以下	34.4以下	33.0以下	30.1以下	27.5以下	25.9以下

（ガーミンより）

ルゴメーターを使った他動運動時に本来増加しない換気量の増加がみられる（未発表データ）．

3．最大酸素摂取量

最大酸素摂取量は，最大有酸素運動時の酸素摂取量であり，持久力の指標として広く使用されている．健常者では，日常の運動習慣，トレーニングレベルや年齢，性別の影響を受ける（**表1**）．また自転車エルゴメーターよりトレッドミルで測定した最大酸素摂取量は大きくなる．最大酸素摂取量には，運動に導入される筋肉量が影響し，そのためトレッドミルで測定した最大酸素摂取量のほうが高値となり，また筋肉量の少ない女性や高齢者では低値になる．さらに最大酸素摂取量には，心臓からの拍出量が影響するため，心収縮力や最大心拍数が低い高齢者では低値になる．脊髄損傷者では，上肢での最大酸素摂取量測定になるため，導入する筋肉が小さくなる．実際に上肢エルゴメーターで測定した最大酸素摂取量は，下位脊髄損傷対麻痺者は23.5 ml/kg/分で，頚髄損傷四肢麻痺者では，9.7 ml/kg/分[3]と健常者の最大酸素摂取量より低値である．また，我々が健常者9名と頚髄損傷四肢麻痺者（C6損傷）8名で車いす

ローラーで測定した最大酸素摂取量は，頚髄損傷で11.0±0.9 ml/kg/分で，健常者でも25.7±1.3 ml/kg/分（未発表データ）と，健常者でも上肢運動では最大酸素摂取量は小さかった．頚髄損傷四肢麻痺者が健常者より最大酸素摂取量が低値だった理由として，麻痺によって動員できる筋肉量が少なかったことが考えられるが，前述のように頚髄損傷では交感神経が障害されるため，心拍数が103.6拍までしか上昇しなかったことも要因と考えられる．また，最大酸素脈（心拍1拍ごとの最大酸素摂取量）と血液量は，健常者では正の相関関係を示すが，頚髄損傷者ではその相関がみられない（**図3**）．これは，頚髄損傷では，やはり自律神経障害のために血液の再分配ができず，循環する血液が運動中に効率良く筋肉に行かないためと考えられる．

最大酸素摂取量は健常者では前述のように加齢によって低下する．20歳代をピークにして，トレーニングの有無にかかわらず10年間で7〜10%低下する．加齢による最大酸素摂取量の低下については，最大心拍数が年齢の影響を受けることが大きいが，それ以外にも心臓のコンプライアンス

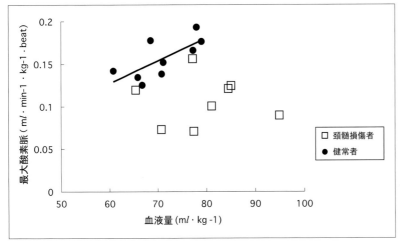

図 3.
血液量と最大酸素脈の関係（未発表データ）

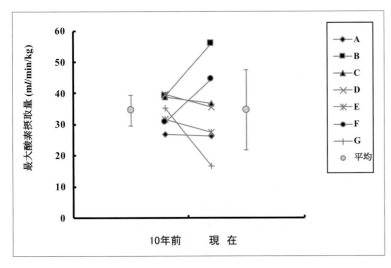

図 4.
10 年間の車いすマラソン参加者の最大酸素摂取量の変化
（G のみ，その後マラソン出場がなかった選手）

の低下や筋量の低下などが複雑に絡み合って起こる．脊髄損傷者でも加齢により1年で3.0 ml/kg/分ずつ低下する[4]．しかし，車いすマラソンに参加したアスリート7名について10年後の経過を追ったところ最大酸素摂取量に有意な変化がみられなかった[5]（図4）．被験者の中で競技を継続している選手は，最大酸素摂取量は増加または維持されていたが，一方でその後マラソン出場がなかった選手は，最大酸素摂取量が低下していた．障害者においてスポーツの継続は重要であることを示唆するデータである．

下肢切断者の立位での運動は，切断部でエネルギー産生ができないことが運動にどのような影響を与えるかが問題となってくる．下肢切断者のランニングを健常者と比較すると，最大速度は下肢切断者で低いが，最大酸素摂取量は，両者に差はみられない[6]．また，同じランニング速度での酸素摂取量は，健常者より切断者のほうが高い．これは，同じ仕事を行う際に義足部分を補うために別の筋を利用するため，エネルギー効率が悪くなっていることが考えられる．

4．体温調節

運動を推進するにあたって，運動することによる体温上昇がみられるため，その体温調節能は重要となってくる．発汗，血管拡張などにより体温調節がなされるが，障害の種類によっては，その体温調節能が低下している．例えば，頚髄損傷者は，自律神経障害があるため発汗が障害される．そのため運動を行わなくても暑熱環境下では，うつ熱といわれる体温上昇がみられる．そこに運動が加わることでさらに体温上昇が起こる．

図5は，運動中の体温の変化を示すが，健常者

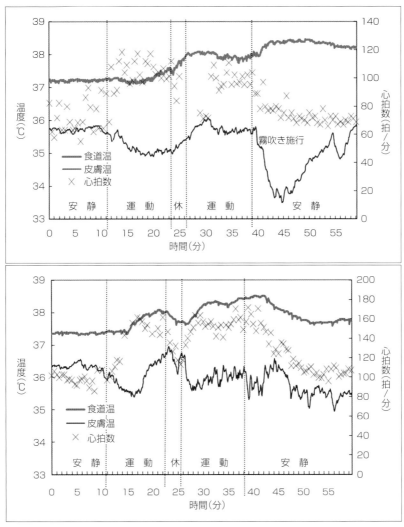

図 5. 頚髄損傷者(a)，健常者(b)の運動時(車いすバスケット
ボール)の体温変化

は，運動と運動の間に休憩をとることで深部体温の低下がみられる(**図 5-b**)[7]．一方で，**図 5-a** のように頚髄損傷者では，運動をすると健常者同様，体温上昇がみられるが，休憩をしても体温の低下がみられない．そればかりか，体温はさらなる上昇をみせ，体温の基準線が上昇した状態で，運動を再開することでさらにそこから体温の上昇がみられる．これは，頚髄損傷者において体温調節能が障害されているうえに，休憩によって車いす駆動で受けていた風がなくなった影響が考えられる．

また，体温上昇時は，頚髄損傷者では自ら体温調節(自律性体温調節)ができないため，行動性体温調節が必要となってくる．1 つの手段として，汗のかわりに霧吹きが頻繁に使用されてきた．し

かし，最近の研究では，顔面への霧吹きは心理面で「快適」になるものの霧吹きのあるなしで運動中の体温や心拍数に差はなかったと報告されている[8]．また**図 5-a** の 2 回目の運動後では，安静時に霧吹きを行ったところ皮膚温が急激に低下したのにもかかわらず，逆に体温の上昇がみられている．これは，皮膚温が低下することにより末梢の血管が収縮し，熱放散が阻害された影響が考えられる．よって霧吹きが必ずしも有効な手段でないことがわかってきた．しかし，パラ陸上選手の中で頚髄損傷選手 2 名にアンケートを行ったところ2 名とも頭頚部が冷却される精神的な爽快感があるため，霧吹きを継続して使用している．

体温上昇がみられると，発汗による脱水や皮膚

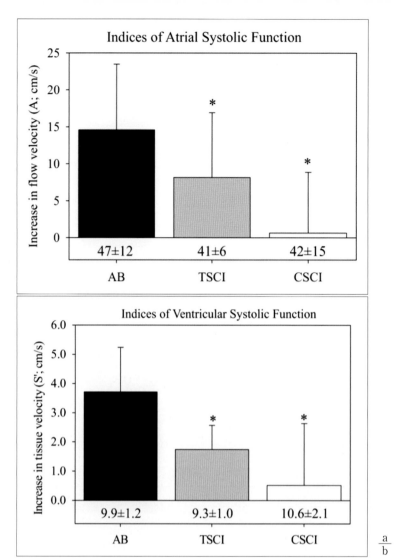

図 6. 脊髄損傷者の温熱負荷時のエコーによる心機能変化
a：左房収縮能力　b：左室収縮能力，＊AB との有意差あり
AB：健常者，TSCI：下位脊髄損傷者，CSCI：上位脊髄損傷者
（文献 9 より）

血管拡張による静脈還流量低下，1 回心拍出量低下を防ぐため左房，左室の収縮力が向上する．脊髄損傷者では，自律神経障害のある上位脊髄損傷者と，それのない下位脊髄損傷者とに分けると，左室の拡張機能は，健常者も脊髄損傷者も維持されているのに対して，左室の収縮能が温熱負荷で健常者，下位脊髄損傷者で増加するのに対して，上位脊髄損傷者では増加がみられない．一方で，温熱負荷時の左房収縮能は，健常者のみで増加し，上位，下位脊髄損傷では，増加がみられなかった（図 6）[9)]．これらのことから，温熱負荷時の

左室，左房の収縮力増加，特に左室の収縮力向上に自律神経がかかわっているため，体温上昇するような環境では，頚髄損傷者は心拍数増加も不十分のため，心拍出量が低下する恐れがある．

切断者の体温調節も障害される．人間の身体，体表面は，重要なラジエーター機能を担っている．切断された四肢の分，熱放散面積が減少し，下腿切断で 2.2％，大腿切断で 4.6％体表面積が健常者と比較して減少する．切断者の運動中の体温は，あまり多く研究されていないが，前述のようにエネルギー効率が悪いことも考慮すると，暑熱

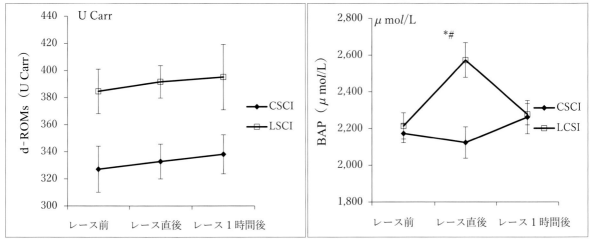

a｜b

図 7．ハーフマラソン前後の酸化ストレス（d-ROMs；a），抗酸化能（BAP；b）
CSCI：頚髄損傷者，LCSI：下位脊髄損傷者

（文献 16 より）

環境下では，健常者より大きく体温上昇がみられる可能性がある．実際に下肢切断のアスリートが，暑熱環境下で運動を行うと深部体温が上昇したが，その体温は健常者と差はみられなかった．一方で，皮膚温や発汗量増加は，切断アスリートが健常者より大きい傾向にあった[10]．切断アスリートは，熱放散という点では，体表面積が小さく不利ではあるが，残存している部位の皮膚血管拡張や発汗を活用することによって体温調節を行い，健常者と同じ体温を維持している．

5．マイオカイン，活性酸素種

糖質，脂質代謝の改善に深く関与するものとして，筋から分泌されるインターロイキン 6（IL-6）が注目されている．健常者では運動中に強い負荷強度で，1 時間以上の運動で IL-6 の分泌が 5 倍以上増加する[11]．脊髄損傷者でも中等度の負荷強度の運動を 2 時間以上行うことで増加する[12]．また，車いすマラソンでもフルマラソンで IL-6 は 18.4 倍，ハーフマラソンで 9.4 倍に増加する[13]．自律神経障害のある頚髄損傷者でもハーフマラソンで有意に IL-6 の上昇がみられたが，その上昇は自律神経障害のない脊髄損傷者より有意に低く，この IL-6 上昇に運動負荷強度と交感神経が関係ある可能性が示唆された[14]．

活性酸素は，運動をはじめとする様々なストレスによって産生される．産生された活性酸素が脂質を攻撃すると，動脈硬化の原因として知られる酸化 LDL が産生される．これは，運動中に起こる弊害の 1 つとして捉えられるが，上肢での運動で健常者では，酸化 LDL の上昇がみられるが，脊髄損傷者（上位胸髄損傷）では酸化 LDL の増加はみられない[15]．つまり，酸化 LDL の発生という点では，脊髄損傷者にとって運動は必ずしも悪でないことが示唆されている．また，車いすハーフマラソン前後での酸化ストレスマーカーを測定したところ運動前後で変化がみられなかった[16]（**図 7-a**）．下位脊髄損傷者では，抗酸化マーカーが上昇していることから（**図 7-b**），運動による酸化ストレスに対して下位脊髄損傷者でも抗酸化作用が機能し，活性酸素種は増加せず，よって酸化 LDL が増加しない可能性が示唆された．ただ，頚髄損傷者は，酸化ストレスマーカーも抗酸化マーカーも上がっておらず，さらなる研究が必要な分野である．

6．健康増進のための活動量

障害者に対して，健康増進のためにスポーツが推進されている．特に脊髄損傷対麻痺，四肢麻痺者を中心とする車いす使用者は，上肢で駆動することや慣性での走行もあるためエネルギー消費量が小さくなることがいわれている．しかし，実際に我々が酸素摂取量から車いす駆動時のエネルギー消費量を計算すると，時速 3 km では歩行時よりエネルギー消費量が少ないものの，時速 5 km で走行するとむしろ立位歩行よりもエネル

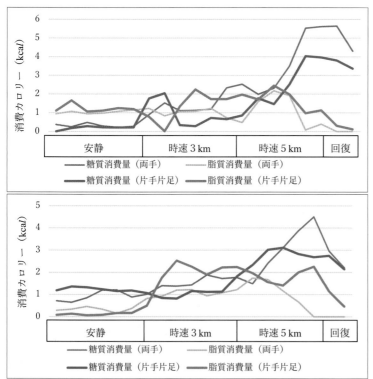

図 8.
両手，片手片足車いす駆動時の消費
カロリー(糖質，脂質別)
　a：被験者 A，男性
　b：被験者 B，男性

ギー消費量は大きい(未発表データ)．しかし，歩行に比べると脂質の消費量の割合が小さく，対麻痺者が行っている両手駆動と片麻痺患者が行っている片手片足駆動を比較すると，特に両手駆動で小さい傾向がみられており(**図8**)，両手車いす駆動は，脂質消費に不利である可能性がある(未発表データ)．また，実際の日常生活活動量を様々な方法で測定した報告はみられるが，近年上肢に装着する3次元加速度計を用いた研究がみられる[17]．また，我々も実際の頚髄損傷四肢麻痺者の非運動時と運動時の活動量を3次元加速度計で測定し，比較を試みている．ハーフマラソンレース当日において，レース中の活動量はその他の時間の約3倍の活動量がみられている(未発表データ)．

まとめ

障害者の健康増進に向けて，食事療法とともに運動療法，特にスポーツ参加は非常に重要な役割をなす．そこで，運動，スポーツ指導において，障害者の運動生理を理解することは運動効果を上げるためにも，リスクを減少させるためにも必要なこととなる．脊髄損傷や切断者の運動生理を中心に紹介したが，脳性麻痺や視覚障害者においてもまだ明らかになっていない特有の運動生理学的特徴がある可能性がある．これらを明らかにしながら，障害者の健康増進をはかっていく必要がある．

文　献

1) 三井利仁ほか：障害者アスリートの競技技術と科学的トレーニング．バイオメカニズム会誌，**38**：123-128，2014.
2) Machač S, et al：Cardiovascular response to peak voluntary exercise in males with cervical spinal cord injury. *J Spinal Cord Med*, **28**：1-19, 2015.
3) 草野修輔：フィールドテストを用いた脊髄損傷者の有酸素能予測．埼玉医科大学雑誌，**28**(1)：9-15，2001.
4) Hoffman MD：Cardiorespiratory fitness and training in quadriplegics and paraplegics. *Sports Med*, **3**(5)：312-330, 1986.
5) Shiba S, et al：Longitudinal changes in physical capacity over 20 years in athletes with spinal cord injury. *Arch Phys Med Rehabil*, **91**(8)：1262-1266, 2010.

6) Mengelkoch LJ, et al : Energy costs & performance of transtibial amputees & non-amputees during walking & running. *Int J Sports Med*, **35** : 1223-1228, 2014.

7) 寺下浩和ほか：脊髄損傷者の車椅子スポーツ活動現場での体温変化の実態調査. 日障害者スポーツ会誌, **17** : 9-11, 2008.

8) Cotter JD, Taylor NA : The distribution of cutaneous sudomotor and alliesthesial thermosensitivity in mildly heat-stressed humans : an open-loop approach. *J Physiol*, **565**(Pt 1) : 335-345, 2005.

9) Shibasaki M, et al : The role of cardiac sympathetic innervation and skin thermoreceptors on cardiac responses during heat stress. *Am J Physiol Heart Circ Physiol*, **308**(11) : H1336-H1342, 2015.

10) 阿川省吾ほか：下肢切断アスリートの夏期活動現場における体温変化の実態調査. 日障害者スポーツ会誌, **17** : 12-15, 2008.

11) Pedersen BK, Febbraio MA. Muscle as an Endocrine Organ : Focus on Muscle-Derived interleukin-6. *Physiol Rev*, **88**(4) : 1379-1406, 2008.

12) Umemoto Y, et al : Plasma IL-6 levels during arm exercise in persons with spinal cord injury. *Spinal Cord*, **49**(12) : 1182-1187, 2011.

13) Sasaki Y, et al : Wheelchair marathon creates a systemic anti-inflammatory environment in persons with spinal cord injury. *Clin J Sport Med*, **24**(4) : 295-301, 2014.

14) Ogawa T, et al : Elevation of interleukin-6 and attenuation of tumor necrosis factor-α during wheelchair half marathon in athletes with cervical spinal cord injuries. *Spinal Cord*, **52**(8) : 601-605, 2014.

15) Mitsui T, et al : Exercise significantly increases plasma adrenaline and oxidized low-density lipoprotein in normal healthy subjects but not in persons with spinal cord injury. *Arch Phys Med Rehabil*, **93**(4) : 725-727, 2012.

16) Mitsui T, et al : Reactive oxygen species and oxidized LDL do not increase during wheelchair half marathon in persons with spinal cord injuries. *Spinal Cord Ser Cases*, **3** : 17015, 2017.

17) García-Massó X, et al : Validation of the use of Actigraph GT3X accelerometers to estimate energy expenditure in full time manual wheelchair users with spinal cord injury. *Spinal Cord*, **51**(12) : 898-903, 2013.

MONTHLY BOOK
MEDICAL REHABILITATION

最 新
増大号

これでナットク！
摂食嚥下機能評価のコツ

No.240
2019年9月
増大号

編集/青柳陽一郎（藤田医科大学准教授）

定価 （本体価格 4,000 円＋税）

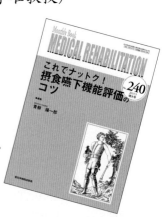

治療は評価なくしては成り立たない。

問診、スクリーニング、栄養評価から機器を用いた評価まで
摂食嚥下に関連するあらゆる評価法を網羅！ 実際の評価を
踏まえたケーススタディも付いた充実の内容となっております。
これから嚥下臨床に携わろうと思っている方から、
もう一度嚥下機能評価を勉強したい方にもオススメです。
ぜひ臨床のおともにこの一冊！

目 次

Ⅰ．総 論
なぜ評価が必要か？　　　　　　　　　　青柳陽一郎ほか

Ⅱ．診察とスクリーニング
摂食嚥下障害を疑う患者の何をみる？　　巨島　文子
質問紙　　　　　　　　　　　　　　　　深田　順子
水飲みテスト　　　　　　　　　　　　　倉智　雅子
反復唾液嚥下テスト(RSST)　　　　　　　小口　和代
咳テスト　　　　　　　　　　　　　　　若杉　葉子ほか
頸部聴診法を用いた嚥下評価のポイント　大野木宏彰
口腔内の評価　　　　　　　　　　　　　松尾浩一郎
栄養学的評価　　　　　　　　　　　　　吉村　芳弘
その他のスクリーニング評価　　　　　　國枝顕二郎ほか

Ⅲ．機器を用いた評価
舌圧検査：現状と将来展望　　　　　　　小野　高裕ほか
嚥下内視鏡検査(1)正常所見と異常所見　太田喜久夫
嚥下内視鏡検査(2)客観的評価　　　　　兵頭　政光ほか
嚥下造影検査(1)正常所見と異常所見　　西谷　春彦ほか
嚥下造影検査(2)評価法　　　　　　　　加賀谷　斉ほか
嚥下CT　　　　　　　　　　　　　　　稲本　陽子
嚥下マノメトリー　　　　　　　　　　　青柳陽一郎
筋電図検査　　　　　　　　　　　　　　井上　誠
超音波を用いた嚥下機能評価　　　　　　中藤　流以ほか
脳画像と摂食嚥下障害　　　　　　　　　山脇　正永

Ⅳ．摂食嚥下能力，摂食状況の評価
臨床的重症度分類(DSS)　　　　　　　　柴田　斉子ほか
摂食嚥下能力のグレードと摂食状況のレベル
　　　　　　　　　　　　　　　　　　　國枝顕二郎ほか
摂食状況の評価　　　　　　　　　　　　谷口　裕重

Ⅴ．トピックス
オーラルフレイルと口腔機能低下症の評価
　　　　　　　　　　　　　　　　　　　菊谷　武
食道機能の評価　　　　　　　　　　　　栗林　志行ほか
海外で用いられる評価法　　　　　　　　兼岡　麻子
フレイル・サルコペニア　　　　　　　　近藤　和泉ほか

Ⅵ．評価とアプローチの実際：症例報告
頭頸部がん治療後の摂食嚥下障害
　─評価とアプローチの実際─　　　　　二藤　隆春
高解像度マノメトリーによる評価が有効であった
　重度 Wallenberg 症候群の１例　　　　蛭牟田　誠ほか
慢性期嚥下障害　　　　　　　　　　　　栗飯原けい子ほか

（株）全日本病院出版会

🖥 各誌目次がご覧いただけます！
www.zenniti.com

〒 113-0033　東京都文京区本郷 3-16-4　　電話(03)5689-5989　　FAX(03)5689-8030

MB Med Reha **No.253**：**17-23**, 2020

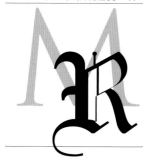

特集／障害者の健康増進アプローチ

Ⅰ. 総論

肢体不自由のアスリートの体組成評価と栄養管理

元永恵子[*1]　袴田智子[*2]

　Abstract　パラリンピックアスリートの栄養サポートを行う場合，介入の成果を評価する有用なコンディション指標として体重や体組成のデータがある．しかし，特に肢体不自由のあるアスリートの場合，体重をはじめとする身体計測や，体組成の推定および評価については，肢体不自由のないアスリートと比べて工夫や配慮が必要である．体組成の推定には空気置換法や二重エネルギーX線吸収法，生体電気インピーダンス法，身体計測法などがあるが，いずれも長所と短所を理解したうえで活用する必要がある．肢体不自由のあるアスリートのエネルギー補給計画についても，スポーツ栄養とリハビリテーション栄養の知見を参考に，選手個人をみながら進めていく．パラリンピックアスリートへの栄養サポートの知見が蓄積され，運動習慣のない肢体不自由者にも活用できることを期待している．

　Key words　パラリンピックアスリート（Paralympic athletes），身体計測（anthropometry），体組成（body composition），スポーツ栄養（sports nutrition）

はじめに

　国際競技力向上の中核拠点である国立スポーツ科学センター（以下，JISS）を利用するのは健常のアスリートだけではない．障害のあるアスリート（以下，パラアスリート）も，パラリンピック競技大会をはじめとする国内外の大会でより良い成績を収めるために，JISS を利用してトレーニングや各種医・科学サポートを受けている．

　そのため JISS ではパラアスリート専門のスタッフも配置され[1]，診療やアスリートリハビリテーション[2]，フィットネスチェック[3]，トレーニングサポート[4]や心理および栄養サポート[5]，ICT システムの活用[6]やタレント発掘事業[7]が行われている．

　このうち，パラアスリートに食事や栄養に関するアドバイスを行う栄養サポートでは，介入の成果を評価する有用なコンディション指標として体重や体組成のデータを活用している．パラリンピック競技大会に出場できる障害種別は肢体不自由，視覚障害，知的障害である[8]が，特に肢体不自由のアスリートの体重や体組成の測定・評価の実施は，健常のアスリートと比べて工夫や配慮が必要である．現在，発展のめざましい「リハビリテーション栄養」は主に高齢者が対象の中心であり，フレイルやサルコペニアがキーワードとなっている[9][10]が，本稿ではパラアスリートを対象とした視点から，活動的に過ごす肢体不自由者の体組成評価と栄養管理について述べ，運動習慣のない肢体不自由者にも活用できる方法を検討する．

パラリンピック競技大会に出場する肢体不自由者の障害種別

　パラリンピック競技大会では，2020 年現在，夏

[*1] Keiko MOTONAGA，〒 115-0056 東京都北区西が丘 3-15-1　国立スポーツ科学センター，研究員
[*2] Noriko HAKAMADA，同

表 1. リオ 2016 パラリンピック競技大会日本代表の肢体不自由者の障害種別内訳

障害種別		人　数
切断・欠損	上肢のみ	7
	下肢・上下肢	22
脊髄損傷		19
頚髄損傷		13
脊髄炎・二分脊椎		5
脳性麻痺		6
その他肢体不自由	単麻痺	1
	片麻痺	2
	対麻痺	8
	四肢麻痺	4
	その他	5

出場 132 名（肢体不自由 92 名，視覚障害 28 名，知的障害 12 名）.
リオ 2016 パラリンピック競技大会 日本代表選手団名簿を基に分類.
「その他肢体不自由」は，麻痺の状況で分類した.
〔https://www.jsad.or.jp/paralympic/rio/japan/athletes.html〕

季大会で 23 競技，冬季大会で 6 競技が行われる[8].このうち夏季大会の視覚障害者のみが出場する 5 人制サッカー，ゴールボール，柔道を除く全競技で，肢体不自由者は出場可能である[8].ただし障害種別により出場できる競技は異なり，障害種別および障害の程度でクラス分けがなされている.例えば陸上競技では，脳原性麻痺の立位および座位（筋緊張亢進，運動失調，アテトーゼ），切断・機能障害の立位（低身長，四肢欠損，関節可動域制限，筋力低下，脚長差），切断・機能障害の座位（四肢欠損，関節可動域制限，筋力低下），下肢の切断の立位（義足を使用し競技するもの）がある[11].それぞれ障害の程度で 0〜9 の数字が割り振られ，いずれの障害種別でも出場できる「最小の障害基準」を満たす必要がある[11].

リオデジャネイロ 2016 パラリンピック競技大会では，実施された 22 競技のうち日本チームが出場したのは 17 競技（うち，肢体不自由者は 15 競技に出場）である.公益財団法人日本障がい者スポーツ協会日本パラリンピック委員会のホームページの特設サイトに公開されている[12]，リオデジャネイロ 2016 パラリンピック競技大会に出場した 132 名の日本代表選手のうち肢体不自由は 92 名で，その障害種別は**表 1**に示すとおりである.出場選手の平均年齢は 35±17 歳（17〜68 歳）であった[12].

パラアスリートの体重測定

体重は，「日本人の食事摂取基準」においてエネルギー管理の観点から最も重要な指標の 1 つとされており[13]，また暑熱環境下において練習前後における体重減少率から，大量の発汗による脱水状況を評価する指標としても用いられている[14][15].肢体不自由者を含むパラアスリートも，このような目的から定期的に測定している者は少なくない[5][15][16].

自宅で継続的に体重をモニタリングする際の条件として，例えば起床時に排尿後，なるべく軽装で測定するといった点が挙げられる.下腹部の筋肉がうまく使えない肢体不自由のアスリートの中には，排便回数が数日に 1 回の者もいる.その場合，排便前後で体重が大きく変わることも散見されるため[15][16]，体重の変化を追う場合は排便状況も記録していることが望ましい.

肢体不自由のアスリートの体重測定は，障害種別により大きく 4 つのケースに分類できる[16].以下に，障害種別の体重測定の特徴と注意点について述べる.

1．上肢切断・欠損，機能障害などで，立位姿勢がとれる場合

特に問題がない場合，日常的に家庭用の体重計を用いて立位姿勢で測定できる.上肢による操作が不要な体重計を選択する.日常的に義肢を装着している場合は，外して測定するか，測定値から義肢分を差し引く.

2．下肢切断・欠損，機能障害などで，立位姿勢がとれる場合

体重計に乗る場合に，事前に体重計の安定性を確認する.周囲に支えとなる手すりや壁があると，片足や義肢での測定時の転倒のリスクを軽減

できることが期待される．また義肢を使用した状態で体重測定を行う場合には，測定値から義肢分を差し引いた値を記録する．脊髄損傷の不完全麻痺で，立位姿勢が保持できるケースも含まれる．

3．立位姿勢はとれないが座位姿勢が保持できる場合

車椅子を利用する肢体不自由のアスリートの中には，腕の筋肉などが発達し，車椅子の座面と床面の移乗を比較的容易に行う者もいる．彼らは日常的な体重測定に，車椅子用の体重計ではなく家庭用の体重計を用い，座位にて測定している．からだの動かし方を熟知したうえで，麻痺した足を体重計に上手に乗せ，足に上半身をバランス良く乗せる者もいる．

殿部を体重計に乗せ，足を抱きかかえるような姿勢で体重測定を行う場合，例えば脊髄損傷の完全麻痺で殿部の体脂肪量が少ない者では，硬い座面により褥瘡のリスクを高めることがあるのでタオルを敷くなどの配慮が必要である．

4．立位姿勢も座位姿勢も保持できない場合

車椅子体重計を用いて測定する．車椅子体重計は車椅子ごと乗れるよう大型であるため，家庭に設置しているケースは少ないと考えられる．トレーニングで利用するスポーツセンターや，リハビリテーションで通う病院，通所センターなどの施設で，トレーニング前に毎回測定する習慣を作ると良い．事前に車椅子の重量を測定して測定値から差し引いて評価する．測定時には，車椅子にバッグなどの余計なものは乗っていないか，衣服は同じ条件であるかなど確認する．

また，車椅子体重計へのアクセスが極端に少ない場合には，現場では相対的評価として腹囲を測定して体重の増減を推し量る方法も使われている[5][17]．

パラアスリートの体組成評価

リハビリテーション栄養では，筋肉量および内臓たんぱくの評価と推移観察が重要とされている[18]．その評価方法として，体重測定を含む身体計測や，各種方法による体組成（体脂肪率など）の推定が用いられている．

身体組成の測定法は，直接法，間接法，二重間接法に分類されるが，直接法は屍体解析や中性子放射化分析など実施は容易ではない[19]．一般的には仮定に基づいて測定した成分から身体密度や除脂肪量を推定する間接法か，計測した値を既存の推定式に代入することで身体組成を推定する二重間接法が用いられている[19]．具体的には，水中体重計や空気置換法などの密度法，二重エネルギーX線吸収（dual energy X-ray absorptiometry；DXA）法が間接法であり，二重間接法では生体電気インピーダンス（bioelectrical impedance analysis；BIA）法や身体計測法（皮脂厚法）などがある[19]．病院では，X線コンピュータ断層撮影（computed tomography；CT）法や核磁気共鳴画像（magnetic resonance imaging；MRI）法により横断面（もしくは3次元）の筋肉量や体脂肪を推定する方法も実施される[18][20][21]．

ここで注意すべきなのは，間接法または二重間接法で用いられる理論や体脂肪率などの推定式は，健常者のデータを基に作成されたものであるという点である．そのため肢体不自由者の身体特性を必ずしも反映できるとはいえず，推定式から得られた値は健常者以上に推定誤差が大きく含まれる可能性がある[16]．さらに同じタイミングで複数の方法で測定しても，得られる値は方法によって異なる点も留意しておくべきである．

しかし，例えば初回測定値をその個人の基準とし，2回目以降も同一機器かつ同一条件で測定した値を変化指標として扱い，定期的に測定を行うことによって，トレーニングや栄養計画による体組成の変化を縦断的にモニタリングすることが可能となる．このように各測定方法の特長と限界を理解したうえで評価することが求められるが，今後，肢体不自由者の知見が増えることによって，個人の縦断的評価だけではなく，競技間や障害種別間といった横断的評価の可能性も期待できる．以下に4つの方法の概要を示す．

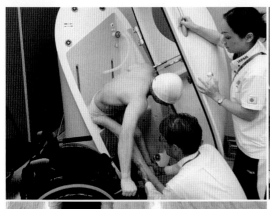
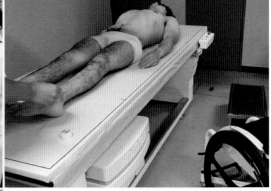
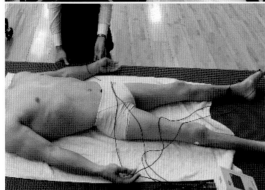

図 1.
各種方法による体組成測定の様子
a：空気置換法
b：二重エネルギー X 線吸収法
c：生体電気インピーダンス法

1．空気置換法（図 1-a）

空気置換法を用いた体組成の評価は，開所当初より JISS で実施されるフィットネスチェックにおいて用いられている方法であり，パラアスリートの身体組成評価にも用いられている[3]．使用している BODPOD（COSMED 社製）では最初に体重，次に体容積と肺容量の測定を行う[3]．体容積の測定値は，身長・体重より健常者の推定式を用いて算出された体表面積と肺容量の測定値で補正されてから，体重を用いて身体密度が算出され，Brozek の推定式によって体脂肪率が算出される流れとなっている[3]．

なお四肢の欠損がある選手や麻痺により筋委縮がみられる選手では，体表面積の推定にも誤差が生じる可能性がある．そのため JISS では，可能な場合に，別途，光学式三次元人体計測法による体表面積の測定も行い，その値も参照して，体脂肪率を算出している[3]．

また BODPOD では，体重計に乗ること，体容積を測定するチャンバーへの移乗，硬い座面に座れること，一定時間上半身のバランスが保持できることが必要となるため，特に脊髄損傷のパラア

スリートが対象である場合は，事前に確認を行っている．

2．DXA 法（図 1-b）

DXA 法の全身測定は仰臥位にて行われるため，立位姿勢や座位姿勢を保持できない障害のある者でも測定は可能であり，比較的様々な障害に対応できる[16]．痙性の発生頻度が高く，測定中の安静が保持できない場合は，測定の精度は低くなるため，パッドやストラップで固定することもある[16]．JISS では研究としてパラアスリートの体組成を評価する場合には DXA 測定を行っている．

データ取り扱いの注意点として，障害部位の骨の固定といった目的で体内に金属を有している場合，骨密度にその値が反映され，結果として体脂肪率や除脂肪量にも影響することが挙げられる[16][21]．また浮腫や脱水など体水分が普段と異なる場合や痙性の頻度が高い場合も安定した測定とならないことがある[16][21]．

3．BIA 法（図 1-c）

BIA 法は，非侵襲かつベッドサイドやトレーニングルームにおいて簡便に測定可能であり，大量に，あるいは複数回測定する場合にはより便利か

つ有効である方法であるとされる[20]．原理は，微弱な電流を体に非侵襲的に流し，その電気抵抗（インピーダンス）の測定値から体水分量や体脂肪率を推定する．測定上の注意点として，体水分の分布による影響を受けやすく，立位姿勢では早朝と夕方で測定値が異なることや飲食による影響を受けやすいこと，運動後や入浴後など体温の高い状態で測定するとインピーダンス値が低くなることが知られており，メーカーの説明書にも測定条件を揃えるよう記載されている．

測定には電極を皮膚に密着させる必要があるが，従来の電極を握ったり電極の上に足を乗せて立位姿勢をとるタイプだけでなく，近年では仰臥位姿勢でも四肢に電極を装着させて測定する機種も登場し，病院のベッドサイドでも利用されている[20]．

注意点として，四肢の切断や欠損のある選手では機器既存の方法で操作を実行すると「エラー」を示すケースがあること，DXA法と同様に体内に金属のある場合にはインピーダンス値が影響を受けることが挙げられる[16)20]．

4．身体計測法

身体計測法は，メジャーやキャリパーを用いて身体の各部位を測定し評価する方法である．代表的な測定部位として上腕周囲長，上腕三頭筋皮下脂肪厚があり，そのままの数値をモニタリングする場合と，これらを基に推定した上腕筋囲や上腕筋面積を用いる方法，さらには肩甲骨下位や他の部位など，複数個所の皮脂厚測定値を用いて各種回帰式により体脂肪率を推定する方法がある[17)19]．

健康およびスポーツ科学の領域では，国際キンアンソロポメトリー推進学会（ISAK）が標準化した計測基準を活用して身体計測を行うこともある[16)19]．このISAK基準は，国際オリンピック委員会の医事委員会が提示した「スポーツにおける相対的エネルギー不足」の評価方法の1つとしても推奨されており，スポーツの現場にかかわらず有用であると考えられる[19]．

パラアスリートの栄養管理

パラアスリートの栄養管理は，健常のアスリートと同様に，スポーツ栄養マネジメントの理論[22]に沿って行う．この理論は，マネジメントの目的や対象者，評価の点から医療や福祉の現場と比べるといくつかの相違があることを背景として考案されたものである[22]．ただし，「最初にマネジメントの目的と期間を決定し，対象者のスクリーニングを実施し，アセスメント，個人目標の設定，サポート計画立案，サポート実施，再アセスメント（モニタリング），評価を行う」という一連の流れは，栄養ケア・マネジメントの概念を基本としており，同様に作成されたリハビリテーション栄養のケアプロセスと同じであるといえる[9)10)22]．

実際に栄養計画を立案する場合，特にエネルギーやエネルギー産生栄養素（たんぱく質，脂質，炭水化物）の必要量の設定については，日本人の食事摂取基準[13]の考え方をベースに，リハビリテーション栄養の知見とスポーツ栄養の知見を踏まえて設定していく．以下に，現時点でのパラアスリートのエネルギーおよびエネルギー産生栄養素の必要量の設定時の留意点について紹介する．

1．エネルギー

エネルギー必要量を推定する際，対象とするパラアスリートの障害種別により，日本人の食事摂取基準[13]に記載されている算出式で推定した基礎代謝量は実測よりも過大となる可能性がある[5)17]．また両下肢切断の選手の場合，「身長」を実際に測定した身長を用いるか，「身長」の代わりに指極長を代用するかも検証が必要である．さらにパラアスリートは，個人の身体状況にもよるが基本的に日々トレーニングを行い，身体活動レベルⅢ（高い）に該当する者も少なくない．

以上の状況から，エネルギー必要量の設定は基礎代謝量に身体活動レベルを乗じる方法を基本としつつも，厳密な数値を得ることに注力するよりは，食事調査による摂取量と合わせて暫定的に設定し，体重によるモニタリングを行って調整して

いくほうが，効率が良いこともある．

2．たんぱく質

アスリートが筋肥大の効果を目的として，プロテインなどの栄養補助食品を積極的に使用するケースは散見されるが，過剰摂取をしても得られる効果には上限があることも知られている[23]．健常のアスリートでは体重当たり 2.0 g 程度までのたんぱく質摂取で，トレーニングと組み合わせることで筋肥大の効果が期待できる[23]．しかし身体活動量の少ない競技や障害の重いパラアスリートが体重当たりのたんぱく質量を 2.0 g にすると，たんぱく質エネルギー比が高くなることが予想される．なお，たんぱく質摂取量を設定する場合には，そのパラアスリートの内臓機能障害の有無についても，事前に確認しておくことが大切である．リハビリテーション栄養でも，低栄養やサルコペニアの対策を目的としてたんぱく質やアミノ酸などのサプリメントが活用される[24]が，必要なエネルギー量を確保することや，なるべく食事からの摂取が推奨される点は，パラアスリートの栄養サポートと共通している．

3．炭水化物

炭水化物は運動時のエネルギー源として有用であるが，エネルギー必要量の推定値が低いパラアスリートでは，健常のアスリートの推奨値をそのまま当てはめると，たんぱく質と同様に炭水化物のエネルギー産生比率が高くなりすぎるため注意する．

一方でパラアスリートの中には，肥満を気にして，健常者と同様に炭水化物量を極端に減らした食事をとる者もいる．少なすぎる炭水化物摂取は，パフォーマンスの低下にもつながることを示し，体重当たりの炭水化物量やエネルギー産生比率をモニタリングしながら，必要な量を食事で摂取するよう伝えていく．

4．脂　質

脂質の必要量については，たんぱく質や炭水化物の摂取量を考慮して設定される[13][17]．主菜としてたんぱく質を摂取することを意識した結果，食材（肉，魚）や調理法（炒め，揚げ）から無意識に脂質を多く摂取することがあり，結果的に脂質のエネルギー比率が 30％を超えることもある．過剰な脂質摂取は脂質代謝異常症の罹患リスクを高めるため，たんぱく質や炭水化物と同様に，意識した摂取が望ましい．

おわりに

パラアスリートの栄養サポートを行う場合，体重計測や体組成の推定および評価については，肢体不自由のないアスリートと比べて工夫や配慮が必要である．またパラアスリートを対象とした栄養サポートでは，障害の特性や留意点といったリハビリテーション栄養の知見を基にした身体活動量やからだ作りの考え方と，スポーツ栄養に基づくアスリートの栄養補給計画をどのように障害特性に適応させるかといった融合が行われていると考えられる．今後パラアスリートの栄養サポートに関する知見の増加でこの融合がさらに進み，双方にとって好循環となることが期待される．

文　献

1) 石毛勇介：国立スポーツ科学センターにおけるパラリンピックアスリートへの対応. *J High Perform Sport*, 5：1-3, 2020.
2) 半谷美夏, 鈴木　章：スポーツクリニックにおけるメディカルチェック・診療とアスリートリハビリテーションの概要と特徴. *J High Perform Sport*, 5：4-11, 2020.
3) 袴田智子ほか：パラリンピックアスリートを対象としたフィットネスチェックの取り組みについて. *J High Perform Sport*, 5：12-22, 2020.
4) 大石益代：トレーニング体育館における施設利用と個別トレーニングサポート. *J High Perform Sport*, 5：23-28, 2020.
5) 元永恵子：パラリンピックアスリートのエネルギー必要量推定に関する考察. *J High Perform Sport*, 5：35-43, 2020.
6) 清水　潤ほか：パラリンピックアスリートの JISS ICT システム活用について. *J High Perform Sport*, 5：29-34, 2020.

7) 衣笠泰介, 児島雄三郎：パラリンピックアスリートにおけるタレント発掘・育成の在り方. *J High Perform Sport*, **5**：44-54, 2020.

8) 公益財団法人日本障がい者スポーツ協会日本パラリンピック委員会〔https://www.jsad.or.jp/paralympic/〕(アクセス：2020 年 5 月 25 日)

9) 前田圭介：最新のリハビリテーション栄養. *MB Med Reha*, **224**：5-9, 2018.

10) 若林秀隆：リハビリテーションにおける栄養管理の適応. *MB Med Reha*, **224**：10-15, 2018.

11) 一般社団法人日本パラ陸上競技連盟：クラス分け Q&A わかりやすいクラス分け 2019 年度版, 〔https://jaafd.org/pdf/top/classwake_qa_rr.pdf〕(アクセス：2020 年 5 月 25 日)

12) 公益財団法人日本障がい者スポーツ協会日本パラリンピック委員会：リオパラリンピック特設サイト.〔https://www.jsad.or.jp/paralympic/rio/〕(アクセス：2020 年 5 月 25 日)

13) 厚生労働省：Ⅰ 総論. 伊藤貞嘉ほか(監), 日本人の食事摂取基準(2020 年版), pp. 1-50, 第一出版, 2020.

14) 石原健吾：水分補給. 日本スポーツ栄養学会(監), エッセンシャルスポーツ栄養学, pp. 120-128, 市村出版, 2020.
   Summary 公認スポーツ栄養士養成のテキストとして編集され, 最新のスポーツ栄養の知見が示されている.

15) 吉野昌恵ほか：パラアルペンスキーナショナルチームに対する栄養サポート―脱水予防と体重管理を中心としたコンディショニングに関する一考察―. *Sports Sci Elite Athlete Support*, **3**：79-92, 2018.

16) Slater G, Goosey-Tolfrey V：Assessing Body Composition of athletes. Broad E, Sports nutrition for Paralympic athletes 2nd ed, pp. 245-264, CRC Press, 2019.
   Summary 世界のパラスポーツ栄養の知見が集約. 各種障害のアスリートへの栄養サポートや体組成評価について詳細に述べられている.

17) 元永恵子, 緒方 徹：障がい者スポーツ. 日本スポーツ栄養学会(監), エッセンシャルスポーツ栄養学, pp. 240-253, 市村出版, 2020.

18) 佐藤千秋ほか：リハビリテーション栄養における検査. 若林秀隆(編著), リハビリテーション栄養ハンドブック, pp. 117-126, 医歯薬出版, 2010.

19) 香川雅春, 岩本紗由美：身体計測. 日本スポーツ栄養学会(監), エッセンシャルスポーツ栄養学, pp. 37-49, 市村出版, 2020.

20) 堤 理恵ほか：重症患者における体組成評価の有用性とその限界. 日静脈経腸栄会誌, **31**：803-806, 2016.

21) 柳町 幸ほか：Dual energy X-ray absorptiometry(DXA)の原理と体組成評価. 外科と代謝・栄, **53**：119-122, 2019.

22) 鈴木志保子：スポーツ栄養マネジメントの理論. 日本スポーツ栄養学会(監), エッセンシャルスポーツ栄養学, pp. 16-25, 市村出版, 2020.

23) Tarnopolsky MA, et al：Evaluation of protein requirements for trained strength athletes. *J Appl Physiol*, **73**：1986-1995, 1992.

24) 林 宏行：主に筋肉源となるサプリメントについて. 若林秀隆(編著), リハビリテーション栄養ハンドブック, pp. 109-116, 医歯薬出版, 2010.

MB Medical Rehabilitation 好評増刊号・増大号のご案内

知っておきたい！これからの生活期リハビリテーション

編集／石川　誠（医療法人社団輝生会理事長）

MB Medical Rehabilitation No. 217　2017年12月増大号
B5判　150頁　定価（本体価格 4,000 円＋税）

今と"これから"がわかる！
生活期リハビリテーションを
考えるためには最適な一冊です！

＜目　次＞

これからの生活期リハビリテーション……………水間　正澄
I．通所リハビリテーション
　通所リハビリテーションにおける
　　医師の位置づけ……………………………近藤　国嗣
　リハビリテーション科専門医における
　　生活期リハビリテーション……………………川手　信行
II．訪問リハビリテーション
　訪問リハビリテーションにおける医師の役割…石川　誠
　リハビリテーション科専門医による
　　生活期リハビリテーション：
　　在宅総合ケアセンター成城の取り組み………堀見　洋継
　リハビリテーション科専門医による
　　生活期リハビリテーション：
　　みなみの風診療所の取り組み…………………今井　稔也
　リハビリテーション専門有床診療所が
　　行っている包括ケアの取り組み………………近藤　健
　リハビリテーション科専門医による訪問リハ
　　ビリテーション：篤友会リハビリテーション
　　クリニックの取り組み……………………………高橋　紀代

III．地域包括ケアと在宅医療
　地域包括ケアにおける医師会の重要性………鈴木　邦彦
　地域包括ケアにおけるリハビリテーション………浜村　明徳
　在宅医療・在宅リハビリテーション・在宅ケア…野中　博
　地域包括ケアにおける
　　リハビリテーションの具体的活動………………鮫島　光博
　総合診療医からみた「在宅医療における
　　リハビリテーション」の現状と提言………………木村　琢磨
　在宅医療とリハビリテーションの現状と課題：
　　神経内科医からみて……………………………石垣　泰則
　在宅における摂食嚥下リハビリテーション………菊谷　武ほか
　介護老人保健施設における
　　生活期リハビリテーション……………………東　憲太郎
IV．リハビリテーション医に期待すること
　通所リハビリテーションにおける
　　医師への期待…………………………………岡野　英樹
　医師への期待―訪問リハビリテーションの
　　立場から―………………………………………宮田　昌司
　ケアマネジメントにおける医師への期待………鷲見よしみ

摂食嚥下障害リハビリテーション ABC

編集／出江紳一（東北大学大学院医工学研究科リハビリテーション医工学分野教授）

MB Medical Rehabilitation No. 212　2017年7月増刊号
B5判　246頁　定価（本体価格 4,980 円＋税）

基礎から応用、論文の読み方まで知っておきたい知識を詰め込みました！
初学者からベテランまでお役立ていただける一冊です！

＜目　次＞

I．総　論
1．構造と機能
　1）咀嚼の生理学……………………………………井上　誠
　2）咽頭期における舌骨・喉頭運動………………加賀谷　斉
　3）喉頭閉鎖のメカニズム……………………………稲本　陽子
　4）咽頭筋の収縮と食道入口部の弛緩…………中尾　真理ほか
　5）延髄の嚥下中枢と
　　　central pattern generator………………杉山庸一郎
　6）大脳の役割と可塑性……………………………山脇　正永
2．プロセスモデルを考慮した摂食嚥下
　リハビリテーション…………………………………松尾浩一郎
3．在宅における食支援……………………………菊谷　武ほか
4．診療報酬と介護報酬……………………………小野木啓子
5．評　価
　1）患者診察のポイント………………………………國枝顕二郎ほか
　2）スクリーニング検査………………………………中山　渕利
　3）重症度分類の使い分け…………………………大野　友久
6．検　査
　1）VF の標準的手段と観察のポイント…………柴田　斉子
　2）VE の標準的手順と観察のポイント…………太田喜久夫ほか
　3）マノメトリーでわかること……………………青柳陽一郎ほか
　4）超音波検査でわかること………………………清水五弥子ほか
　5）頚部聴診でわかること…………………………高橋　浩二

7．介　入
　1）間接訓練のエビデンスをめぐって………………熊倉　勇美
　2）直接訓練の方法と現時点でのエビデンス…清水　充子
　3）口腔内装置…………………………………………野原　幹司
　4）嚥下障害に対する手術法とその適応…………香取　幸夫
　5）口腔衛生の意義と方法………………………角　保徳
8．栄養と食餌
　1）栄養管理と経腸栄養……………………………伊藤　彰博ほか
　2）嚥下調整食の基準と使い方…………………藤谷　順子
II．各　論
1．脳卒中……………………………………………馬場　尊ほか
2．パーキンソン病……………………………………山本　敏之
3．筋ジストロフィーと摂食嚥下障害………………野﨑　園子
4．老嚥（presbyphagia）……………………………倉智　雅子
5．小児の摂食嚥下障害……………………………田角　勝摂
6．口腔がん…………………………………………鄭　漢忠
7．頭頸部がん
　　―病態に応じたリハビリテーション―…………藤本　保志
8．誤嚥性肺炎のリハビリテーション………………谷口　洋ほか
9．サルコペニア………………………………………若林　秀隆
研究を読み解くために
　摂食嚥下リハビリテーション研究で使われる
　　統計解析の読み方……………………………海老原　覚ほか

 （株）全日本病院出版会

Tel（03）5689-5989
Fax（03）5689-8030
HP www.zenniti.com

〒 113-0033　東京都文京区本郷 3-16-4

MB Med Reha **No.253** : 25–31, 2020

特集／障害者の健康増進アプローチ

Ⅰ. 総論

生活期に実施する活動性向上のための リハビリテーション治療

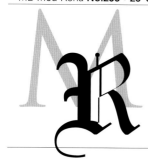

吉岡和泉*1　櫻井雄太*2　東山理加*3　荒木昇平*4

Abstract　医療保険による疾患別リハビリテーションが終了した後は，介護保険による生活期リハビリテーションと役割分担が明確化された．しかし，現状の介護保険による生活期リハビリテーションは効果的なリハビリテーション手法が確立されていない．医療の手を離れた生活期の障害者が活動性を維持するには困難な状況である．我々はリハビリテーション科医と習熟した療法士による適切なリハビリテーション医療を提供すれば生活期の障害者の活動性を向上させることができると考えている．このリハビリテーション科医による医学的管理のもと，医学的知識だけではなく技術的にも習熟した療法士が提供するリハビリテーション医療のことをプロリハ(PROr)といい，超急性期リハビリテーション医療での有用性は示されている[1)2)]．生活期の障害者の健康維持には，生活期においても必要に応じて医師による診断と習熟した療法士によるリハビリテーション治療，つまり生活期のPROrが必要である．本稿では那智勝浦町立温泉病院で行っている生活期のPROrについて紹介する．

Key words　活動性(activity)，生活期リハビリテーション治療(rehabilitation medicine in chronic phase)，プロリハ(physiatrist and registered therapist operating rehabilitation ; PROr)

はじめに

高齢者に対する介護予防や運動の習慣化に対する取り組みとして，2000年頃よりトレーニングマシンを用いたパワーリハビリテーションが全国各地で行われてきた．パワーリハビリテーションは，病院で外来リハビリテーションを行っている者や介護老人保健施設に入所している者，デイケアやデイサービスなどの通所サービスを利用している者などに対して効果を示した[3)]．最近では，機能訓練特化型デイサービスやフィットネスクラブが増加し，生活期において医療保険や介護保険，自費によって運動の習慣化がはかられてきた．しかし，医療保険による生活期リハビリテーションの経過措置が2019年3月31日で終了となった．疾患別リハビリテーションが終了した後は，デイケアやデイサービスなどの介護保険や自費による生活期リハビリテーションと役割分担が明確化された．しかし，現状の介護保険による生活期リハビリテーションは，リハビリテーション手法が確立されておらず，有効性は認識されながらもエビデンスが整理されていない状況である．

生活期リハビリテーションでは，手術後や脳卒中発症後，回復期病院から退院した者，急性期病

*1　Izumi YOSHIOKA, 〒649-5331 和歌山県東牟婁郡那智勝浦町天満1185-4　那智勝浦町立温泉病院リハビリテーション科，医長／那智勝浦スポーツ温泉医学研究所，副所長
*2　Yuta SAKURAI, 那智勝浦町立温泉病院リハビリテーションセンター，理学療法士
*3　Rika HIGASHIYAMA, 同，理学療法士・技師長
*4　Shohei ARAKI, 同，理学療法士

院から直接自宅に退院した者など，様々な者が対象となる．障害者によって病態や病歴が異なり，障害が重複している場合があるため，様々な診療領域にまたがる診察・評価・治療を行う必要がある．

生活期の脳卒中者[4]や視覚障害者[5]では，活動量が低下していると報告がある．活動量が低下することで，筋力や心肺機能の低下など機能低下を引き起こす．さらに，高齢者はロコモティブシンドロームといった加齢に伴う機能低下を抱えている．具体的には，筋力や心肺機能の低下，意欲の低下，変形性関節症，骨粗鬆症，様々な内科的疾患など，多くの機能低下や合併症などである．肢体障害や視覚障害，聴覚・言語障害，内部障害などすべての障害者にとって，活動量の低下は大きな問題である．介護領域における効果的な訓練方法などは示されていないが，医療の手を離れた生活期の障害者にとって，活動性を維持することが困難な状況にある．

活動性が低下することによる弊害

活動性が低下することによって，循環器系，筋骨格系，呼吸器系，消化器系，泌尿器系，精神神経系など全身に悪影響を及ぼす．循環器系において，活動性の低下は心肺機能の低下を引き起こす．一般的に心肺機能は最大酸素摂取量で評価される．活動性の低下による最大酸素摂取量の低下は，心拍出量と動静脈酸素較差の低下によって起こる．最大心拍出量は活動性が低下し始めた12日後から低下し始める[6]と報告がある．Hickson ら[7]は，健常者にサイクリングとランニングを10週間行った．その後，運動強度を 2/3 に減らした群と運動強度を 1/3 に減らした群に分けて15週間，運動を継続した．その結果，運動強度を 2/3 に減らした群では，最大酸素摂取量が 4.2〜5.8% 低下した．一方，運動強度を 1/3 に減らした群では，最大酸素摂取量が 9.5〜25.8% と大幅に低下した．障害者を対象とした研究では，車いすマラソンを行っている脊髄損傷者の 20 年以上の追跡調査[8]

の結果，最大酸素摂取量は車いすフルマラソンを続けていれば上昇し，ハーフマラソンの場合は維持，全くやめてしまうと半分に低下した．活動性が低下することによる弊害を防ぐには，高強度での運動を続けることが重要である．しかし，運動を継続できる障害者や高齢者は少ない．和歌山県では，2003 年から和歌山県下全域で和歌山県長寿社会推進課と和歌山大学が協働で開発した高齢者向け運動指導プログラム「わかやまシニアエクササイズ」を用いて運動の習慣化に対する取り組みを行っている[9]．

運動の効果

運動はロコモティブシンドロームの改善や活動性を改善させることはもちろんであるが，他にも様々な効能がある．例えば，運動することでいくつかのサイトカインが血中で増加するが，その中の 1 つに IL-6（インターロイキン-6）がある．IL-6 は敗血症など炎症時には主に単球から産生されるが，運動時 IL-6 上昇は骨格筋の筋細胞から産生される[10]．骨格筋は内分泌器官として働き，全身の細胞を活性化すると考えられている．

マウスを用いた実験[11]では NK 細胞が腫瘍サイズを制御する仕組みに IL-6 とエピネフリンが大きく関与していることを示し，運動が免疫作用の亢進にも関与することが明らかになっている．さらに，マウスに対してトレッドミル運動を行った際，IL-6 の上昇が GLP-1（グルカゴン様ペプチド-1）の分泌を刺激し，インスリン分泌と高血糖を改善する[12]ことが報告された．運動による血中 IL-6 の増加には運動時間や運動強度，動員される筋肉量などが関連する[10]．生活期の脊髄損傷者[13]や頚髄損傷者[14]に対して上肢エルゴメーター運動を行うことによって，血中 IL-6 が増加する．IL-6 の他にも運動によって，BDNF（脳由来神経栄養因子）が増加することがマウス[15]やヒト[16]で報告されている．これらの報告により，運動の本質的な生理学的効果が判明してきた．

我々は健常者や脊髄損傷者に対する温熱負荷に

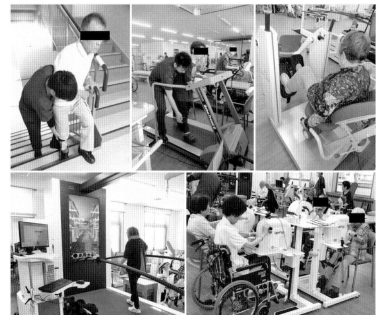

図 1.
那智勝浦町立温泉病院での入院リハ
ビリテーション治療
階段昇降や歩行訓練，エルゴメー
ター運動を中心とした高負荷・高頻
度の入院リハビリテーション治療を
行っている．

よって，血中IL-6[17)~19)]や血中BDNF[20)]が増加する
ことを証明した．積極的な運動負荷が困難な障害
者に対して温熱負荷が代替療法として応用できる
可能性がある．

運動後の蛋白摂取

　骨格筋の蛋白質は細胞レベルで常に合成と分解
を続けている．体外から蛋白質を摂取しないで激
しい運動を行うと，低アルブミン血症や貧血に陥
る危険性がある．特に，筋肉量が低下している高
齢者や障害者では運動後に蛋白質を摂取すること
が必要である．若年者において，高強度の運動直
後に糖タンパク質を摂取することによって，1時
間後に血漿アルブミン量が増加し，23時間後に血
漿量が増加した[21)]．高齢者においても，プラセボ
摂取群と比較して，糖タンパク質を摂取した群で
は，血漿アルブミン量が増加することによって血
液量が増加した[22)]ことが報告された．我々は生活
期の脳卒中者に対して，3週間の入院リハビリ
テーション治療と運動後の蛋白摂取を行った．そ
の結果，プラセボ摂取群と比較して，糖タンパク
質を摂取した群では，血液量とヘモグロビン量が
増加した．さらに糖タンパク質を摂取した群での
みBDNF容量が増加した（unpublished data）．生
活期の障害者の活動性を向上させるためには，積

極的な運動負荷だけでなく，運動量に見合った蛋
白質を摂取することが重要である．
　積極的な運動と蛋白摂取の重要性を理解してい
ても，在宅で実際に行うのは難しい．活動性が低
下し，寝たきりになることもある．寝たきりにな
ることで肺炎や心不全などを引き起こし，病院に
運び込まれる場合も多い．那智勝浦町立温泉病院
では，ケアマネジャーと共同して寝たきりを防
ぎ，在宅で少しでも元気に暮らせるようなシステ
ムを構築している．

那智勝浦町立温泉病院で行っている
入院リハビリテーション治療

　地域在住の生活期の障害者にとって，歩行機能
の低下は在宅生活を困難にする大きな要因であ
る．我々は，歩行困難となった生活期の障害者に
対して入院リハビリテーション治療を行い，その
効果を検証した．対象は，歩行困難を認め，那智
勝浦町立温泉病院で入院リハビリテーション治療
を行った54名のうち脊髄疾患を除いた30名とし
た．さらに，この30名を脳卒中やパーキンソン病
などの神経系疾患15名（76±10歳）と変形性膝関
節症などの運動器疾患15名（83±6歳）に分けて検
討した．対象者に対して，約1か月間，週20時
間，筋力増強や装具療法，歩行・階段昇降を中心

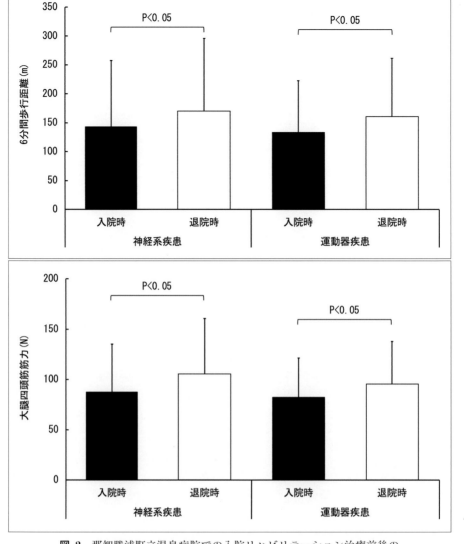

図 2. 那智勝浦町立温泉病院での入院リハビリテーション治療前後の
6 分間歩行距離(a)と大腿四頭筋筋力(b)の変化

に高負荷・高頻度の入院リハビリテーション治療を行った(**図1**). その結果, 疾患にかかわらず, 歩行能力と下肢筋力が有意に向上した(**図2**).

　リハビリテーション治療によって身体機能が改善し, 在宅生活が可能となった後, 自主的なトレーニングを継続していても, 日常生活動作や身体機能は加齢とともに低下してしまう. さらに, 疾患などの再燃や再発によって身体機能や全身状態が悪化し, 在宅生活が困難になることもある. 那智勝浦町立温泉病院では地域住民に少しでも長く健康的な生活を送ってもらうために, 医師の診断のもと, 必要であれば入院リハビリテーション治療を行っている. 退院後は, 定期的に通院で医

学的管理(メディカルチェック)を行う. 定期的なメディカルチェックの際, 身体機能や全身状態の悪化によって再び在宅生活が送れなくなっている場合は, 必要に応じて入院リハビリテーション治療を勧めている. さらに, 地域の開業医と病診連携を行い, 生活期の障害者の健康維持・増進に努めている.

　様々な診療領域にまたがる生活期の障害者の活動性を向上させるためには, 質の高いリハビリテーション医療が必要である. 那智勝浦町立温泉病院では, リハビリテーション医療の質を担保するため, まず, リハビリテーション科医が患者を診察し, 適切な臨床診断を行っている. この際,

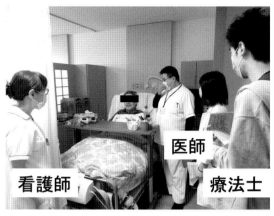

図 3. 朝回診
毎朝 7 時 40 分から医師，看護師，療法士で入院リ
ハビリテーション治療患者全員を回診し，診察を
行っている．

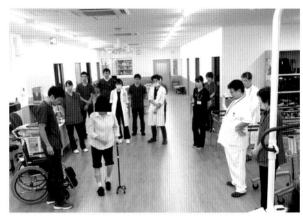

図 4. 訓練室回診
毎週木曜日の 17 時 30 分からリハビリテーション科医と
療法士全員で 1 名の患者の実際の訓練内容について検
討を行っている．

既往歴や合併症に配慮した全身状態を把握したう
えで臨床診断を行っている．これらの診断を基に
療法士に適切なリハビリテーション処方を行う．
このリハビリテーション処方を基に療法士は自身
で再度，患者を評価し，プログラムを構築する．
それぞれの患者に応じ，高負荷・高頻度のテー
ラーメイドの治療を行っている．さらに，リハビ
リテーション処方を行った日の夕方にカンファレ
ンスを行い，問題点を確認している．もし，問題
があれば，翌朝，患者を回診するときに確認し，
検討する．毎朝 7 時 40 分から医師，看護師，療法
士でリハビリテーション治療患者全員を対象に朝
回診を行う（図 3）．リハビリテーション治療の内
容に問題がないか，患者の状態が悪化していない
かもみる．その時点で，リハビリテーション科医
や，療法士が連絡を取り合い，リハビリテーショ
ン治療を再検討することもある．その他にも，医
師，看護師，療法士，医療ソーシャルワーカーが
集まり病棟での状況や退院支援についてカンファ
レンスを毎週行っている．必要に応じて，退院前
に住宅を訪問し，住宅改修や退院後の移動方法，
動線の確認を行う．

　朝回診や新患カンファレンス，病棟でのカン
ファレンスに加えて，画像カンファレンスや症例
検討会，訓練室回診，英文抄読会を行い，知識力
の向上に努めている．画像カンファレンスでは，
療法士が担当患者の臨床症状と画像所見をプレゼ

ンテーションし，リハビリテーション科医が確認
を行っている．症例検討会では，療法士がレジュ
メを作成し，プレゼンテーションを行う．検討会
では病態理解や問題点の抽出，リハビリテーショ
ン治療内容が適切であるかなどを検討している．
訓練室回診では，毎週木曜日の 17 時 30 分からリ
ハビリテーション科医と療法士全員で 1 名の患者
の実際の訓練場面を観察し，適切な評価や訓練が
行えているかを検討している．さらに，経験のあ
る療法士が実際の訓練方法やハンドリングを指導
している（図 4）．このようなシステムを構築し，
教育や臨床の質の向上に努め，研究もしている．

おわりに

　医療保険による疾患別リハビリテーション治療
後は，介護保険や自費による生活期リハビリテー
ションが行われている．介護保険や自費による生
活期リハビリテーションでは，医療保険によるリ
ハビリテーション治療と比べて，十分な運動強度
や頻度を提供するのは困難である．活動性を向上
させるためには，高負荷・高頻度の運動が必要だ
が，きついだけで楽しくもない運動を飽きずに継
続できる障害者・高齢者はほとんどいない．楽し
い運動，すなわちスポーツの習慣化が重要な意味
を持つ．スポーツは障害者にとって，機能の維持
回復と健康増進のうえで，健常者以上に有用であ
る．さらに，生活期の障害者は内科的・整形外科

的な複合的病態を有することが多く，医療から切り離すと運動負荷も困難である．そのような方には，適切な入院リハビリテーション医療を提供することで活動性を向上させる必要がある．つまり，リハビリテーション科医による全身状態を含めたメディカルチェックを行い，リハビリテーション処方を基に医学的知識，技術，経験いずれにも習熟した療法士（理学療法士，作業療法士，言語聴覚士）がリハビリテーション医療を適時導入する必要がある．これがプロリハ（physiatrist and registered therapist operating rehabilitation；PROr）であり[23]，急性期での有効性は報告した[1,2]．生活期の障害者の活動性を向上させるためには，生活期のPROrが必要である．生活期においても医療を活用することで，生活期の障害者の健康寿命を延伸させ，社会全体の負担を減らすことができる．結果的に，生活期の障害者の疾患などの再燃や再発予防にもつながり，医療費と介護保険料の軽減につながると考える．

文　献

1) Kinoshita T, et al：Effects of physiatrist and registered therapist operating acute rehabilitation（PROr）in patients with stroke. *PLoS One*, **12**：e0187099, 2017.
   Summary 脳卒中者における発症後24時間以内のPROrの開始は安全であり，ADL改善への有効性が高いことを示した．
2) Kinoshita T, et al：Mobilization Within 24 Hours of New-Onset Stroke Enhances the Rate of Home Discharge at 6-months Follow-Up：A Prospective Cohort Study. *Int J Neurosci*, **25**：1-13, 2020.
3) 岡持利亘：パワーリハビリテーションと医療機関が取り組む健康増進・予防的見地から見たリハビリテーション．理学療法学，**19**(3)：195-205, 2004.
4) Sakamoto K, et al：Physical Activities and Steps in Daily Living After Stroke. *J Wakayama Med*, **59**(2)：67-72, 2008.
5) Willis JR, et al：Visual impairment, uncorrected refractive error, and accelerometer-defined physical activity in the United States. *Arch Ophthalmol*, **130**(3)：329-335, 2012.
6) Coyle EF, et al：Time course of loss of adaptations after stopping prolonged intense endurance training. *J Appl Physiol Respir Environ Exerc Physiol*, **57**(6)：1857-1864, 1984.
7) Hickson RC, et al：Reduced training intensities and loss of aerobic power, endurance, and cardiac growth. *J Appl Physiol*, **58**(2)：492-499, 1985.
8) Shiba S, et al：Longitudinal changes in physical capacity over 20 years in athletes with spinal cord injury. *Arch Phys Med Rehabil*, **91**(8)：1262-1266, 2010.
   Summary 車いすマラソンを行っている脊髄損傷者に対して，20年以上の追跡調査を行い，スポーツの有用性について示した．
9) 本山　貢：和歌山県全域で取り組む介護予防のための「わかやまシニアエクササイズ」．21世紀わかやま，**64**：9-14, 2011.
10) Pedersen BK, et al：Muscle as an endocrine organ：focus on muscle-derived interleukin-6. *Physiol Rev*, **88**：1379-1406, 2008.
    Summary 運動時にIL-6が骨格筋の筋細胞から産生されることを証明し，骨格筋が内分泌器官としての働きを有することを示した．
11) Pedersen L, et al：Voluntary Running Suppresses Tumor Growth through Epinephrine- and IL-6-Dependent NK Cell Mobilization and Redistribution. *Cell Metab*, **23**：554-562, 2016.
12) Ellingsgaard H, et al：Interleukin-6 enhances insulin secretion by increasing glucagon-like peptide-1 secretion from L cell and alpha cells. *Nat Med*, **17**(11)：1481-1489, 2011.
13) Umemoto Y, et al：Plasma IL-6 levels during arm exercise in persons with spinal cord injury. *Spinal Cord*, **49**：1182-1187, 2011.
14) Kouda K, et al：Does 20-min arm crank ergometer exercise increase plasma interleukin-6 in individuals with cervical spinal cord injury? *Eur J Appl Physiol*, **112**：597-604, 2012.
15) Cote MP, et al：Activity-dependent increase in neurotrophic factors is associated with an enhanced modulation of spinal reflexes after spinal cord injury. *J Neurotrauma*, **28**(2)：299-309, 2011.
16) Haung T, et al：The effects of physical activity

and exercise on brain-derived neurotrophic factor in healthy humans : A review. *Scand J Med Sci Sports*, **24**(1) : 1-10, 2014.

17) Sakurai Y, et al : Head-out immersion in hot water does not increase serum CXCL1 in healthy men. *Trends in Immunotherapy*, **1**(1) : 28-34, 2017.

18) Hashizaki T, et al : Differences in serum IL-6 response after 1℃ rise in core temperature in individuals with spinal cord injury and cervical spinal cord injury during local heat stress. *Int J Hyperthermia*, **35**(1) : 541-547, 2018.

19) Leicht CA, et al : Hot water immersion induces an acute cytokine response in cervical spinal cord injury. *Eur J Appl Physiol*, **115** : 2243-2252, 2015.

20) Kojima D, et al : Head-out immersion in hot water increases serum BDNF in healthy males. *Int J Hyperthermia*, **34** : 834-839, 2018.

21) Okazaki K, et al : Protein and carbohydrate supplementation after exercise increases plasma volume and albumin content in older and young men. *J Appl Physiol*, **107**(3) : 770-779, 2009.

22) Okazaki K, et al : Impact of protein and carbohydrate supplementation on plasma volume expansion and thermoregulatory adaptation by aerobic training in older men. *J Appl Physiol*, **107**(3) : 725-733, 2009.

23) 田島文博 : プロフェッショナルとしてのリハビリテーション医療. *Jpn J Rehabil Med*, **256** : 54, 2017.

病院と在宅をつなぐ
脳神経内科の摂食嚥下障害
―病態理解と専門職の視点―

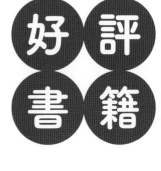

 編著 **野﨑 園子**

関西労災病院 神経内科・リハビリテーション科 部長

2018 年 10 月発行　B5 判　156 頁
定価（本体価格 4,500 円＋税）

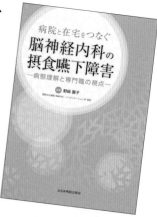

「疾患ごとのわかりやすい病態解説＋13 の専門職の視点からの解説」
在宅医療における脳神経内科の患者の摂食嚥下障害への介入が丸わかり！さらに、Q&A
形式でより具体的な介入のコツとワザを解説しました。在宅医療に携わるすべての方に
お役立ていただける一冊です！

Contents

Ⅰ．まずおさえておきたい基礎知識
　1．疾患の摂食嚥下・栄養障害の特徴と対策
　　概論
　2．嚥下機能検査
Ⅱ．疾患概要と嚥下障害の特徴と対策
　1．筋萎縮性側索硬化症
　2．パーキンソン病
　3．進行性核上性麻痺
　4．多系統萎縮症・脊髄小脳変性症
　5．重症筋無力症
　6．ギラン・バレー症候群
　7．筋ジストロフィー
　8．慢性期脳卒中
　9．認知症
　10．呼吸と嚥下障害
　11．経管栄養―胃瘻を中心に―
　12．誤嚥防止術・嚥下機能改善術

Ⅲ．専門職からみた在宅支援のポイント
　　―視点と Q&A―
　1．神経内科医の視点と Q&A
　2．リハビリテーション医の視点と Q&A
　3．耳鼻咽喉科医の視点と Q&A
　4．在宅医の視点と Q&A
　5．歯科医師の視点と Q&A
　6．看護師の視点と Q&A
　7．歯科衛生士の視点と Q&A
　8．言語聴覚士の視点と Q&A
　9．理学療法士の視点と Q&A
　10．作業療法士の視点と Q&A
　11．管理栄養士の視点と Q&A
　12．薬剤師の視点と Q&A
　13．保健師の視点と Q&A

全日本病院出版会
〒113-0033 東京都文京区本郷 3-16-4　Tel:03-5689-5989
www.zenniti.com　　　　　　　　　　　　　Fax:03-5689-8030

MB Med Reha **No.253**：33-36, 2020

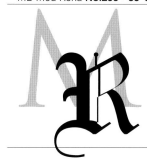

特集／障害者の健康増進アプローチ

Ⅱ. 各論

生活期における脳血管障害者の運動と健康管理

山本　満*1　藤本幹雄*2

　Abstract　脳血管障害新規発症患者は年間22万人であり，人口10万人当たりの新規発症率は，脳血管障害全体で166人，脳梗塞107人(64%)，脳内出血42人(25%)，クモ膜下出血15人(9%)である．また虚血性脳血管障害の発症年齢は平均72.0歳，出血性脳血管障害は66.4歳である．
　急性期，回復期を経た生活期においても，脳血管障害者は下肢筋力増強訓練や歩行訓練を継続することで，より麻痺側の下肢筋力向上や歩行バランス，耐久性などの改善が見込まれる．運動にあたっては，血圧管理，脂質異常や糖尿病などの危険因子の評価，心房細動に対する適切な抗凝固療法や運動強度設定が重要である．障害者スポーツセンターでの調査結果では，実際の生活期における脳血管障害者の運動は，比較的運動強度の低い卓球や自転車エルゴメーター，水泳・水中歩行などの有酸素運動と筋力トレーニングが上位を占めていた．

　Key words　脳血管障害(cerebrovascular disorder)，生活期(community-based phase)，訓練(exercise)，スポーツ(sports)，高血圧(hypertension)

脳血管障害の疫学

　厚生労働省発表の「平成26(2014)年患者調査の概況」では，脳血管障害の総患者数は117万9,000人(男性59万2,000人，女性58万7,000人)である[1]．2010年の国勢調査人口で年齢調整を行った人口10万人当たりの新規発症率は，脳血管障害全体で166人(脳梗塞107人(64%)，脳内出血42人(25%)，クモ膜下出血15人(9%))，脳血管障害新規発症患者は年間22万人，再発を含めると年間29万人と推計されている[2]．

　脳卒中データバンク2015によると，TIA(一過性脳虚血発作)を含む虚血性脳血管障害の発症年齢は平均72.0歳であり，出血性脳血管障害は66.4歳であった[3]．脳血管障害全体では70歳以上が60%以上を占めている[4]．年齢層別では，最多

の病型は60歳代以下の若年層はラクナ梗塞，70歳代ではアテローム血栓性脳梗塞，80歳代以上では心原性脳梗塞となっている[3]．一方，出血性脳血管障害は，クモ膜下出血が50歳代で，高血圧性脳出血が60歳代でピークがみられる[3]．

生活期に推奨される運動と医学的管理

　生活期においても，下肢筋力増強訓練や歩行訓練を継続することで，より麻痺側の下肢筋力向上や歩行バランス，耐久性などの改善が見込まれる[5][6]．また歩行訓練にトレッドミルを用いることにより，歩行能力の改善[7]や麻痺側下肢筋力の増強[8]が期待される．さらに最大酸素摂取量，6分間歩行距離が向上し[9][10]，耐糖能の改善も期待される[11]．水中歩行トレーニングは，最大酸素摂取量および歩行速度を有意に増加させる[12]．生活期脳

*1 Mitsuru YAMAMOTO，〒350-8550 埼玉県川越市鴨田1981　埼玉医科大学総合医療センターリハビリテーション科，教授
*2 Mikio FUJIMOTO，同，講師

表 1. 高血圧症患者の運動許容条件

① 血圧が 120～139/80～89 mmHg では，生活習慣修正を行い，運動への参加は可とする．
② 血圧の高値が続く場合には，心エコー検査で左室肥大の有無を確認する．左室肥大が認められた場合には，薬物療法を開始し，血圧の正常化が確認されるまでは参加する運動を限定する．
③ 血圧が 140～159/90～99 mmHg で，臓器障害を伴わない場合には，競技スポーツ参加の制限はしない．ただし，およそ 3 か月ごとに血圧を確認する．
④ 血圧が 160/100 mmHg 以上では，臓器障害を認めなくても，高度静的スポーツへの参加は，生活習慣修正および薬物療法により血圧がコントロールされるまで禁止する．
⑤ 他の心血管疾患を合併する場合には，疾患の種類と重症度により参加の可否を決定する．

（文献 21 より）

表 2. 高血圧症患者において特に配慮すべき事項

① β遮断薬や利尿剤は，高温・多湿環境下における体温調節機能を阻害する可能性があるため，熱中症予防対策は重要である．
② α遮断薬やカルシウム拮抗薬，血管拡張薬は，運動後低血圧を誘発することがあるので，クールダウンを必ず行うように指導する．
③ 冠動脈疾患の合併例のような高リスク患者では，虚血性心電図変化や狭心発作を誘発する心拍数よりも 10 bpm 以上低くなる運動強度にするような，特別な配慮が必要となる．

（文献 21 より）

血管障害患者において，歩行，エルゴメーターなどの有酸素運動と下肢筋力トレーニングを組み合わせることで，麻痺側下肢筋力の増強，歩行速度，身体活動や QOL の改善が期待できる[13][14]．歩行練習アシスト（gait exercise assist robot；GEAR）[15][16]，体重免荷トレッドミルトレーニング（body weight supported treadmill traininngu；BWSTT）[17][18]などの歩行支援機器を用いた訓練も歩行効率，歩行速度の改善が見込める．

脳血管障害者における医学的管理として最も重要なものは血圧である．高血圧は脳血管障害の最大の危険因子であり，血圧値と脳血管障害の発症率は正の相関がある[19]．脳卒中治療ガイドライン 2015 では，降圧目標として，140/90 mmHg 未満を強く推奨しており，糖尿病や蛋白尿合併例では 130/80 mmHg 未満，後期高齢者では 150/90 mmHg 未満を勧めている[20]．降圧薬としては，カルシウム拮抗薬，利尿剤，アンギオテンシン変換酵素（ACE）阻害剤，アンギオテンシンⅡ受容体拮抗薬（ARB）が強く勧められている．高血圧患者の運動許容条件と配慮すべき事項を**表 1, 2** に記す．血圧が 160/100 mmHg 以上では高度静的スポーツは禁忌である．利尿剤やβ遮断薬は体温調節機能を阻害する可能性があるため熱中症対策が必要である[21]．カルシウム拮抗薬などの血管拡張薬は運動後低血圧に注意が必要である[21]．

非弁膜症性心房細動（NVAF）は脳梗塞の危険因子であり，NVAF 患者の脳梗塞発症率は平均 5%/年であり，心房細動のない人の 2～7 倍高い[20]．脳卒中治療ガイドライン 2015 では，脳卒中発症を予防するために非ビタミン K 阻害経口抗凝固薬（non-vitamin K oral anticoagulant；NOAC）またはワルファリンによる抗凝固療法を強く勧めている[20]．ワルファリン療法の強度は，PT-INR 2.0～3.0 を推奨し，高齢（70 歳以上）の NVAF 患者では，1.6～2.6 にとどめるように勧告している[20]．心拍数に関しては，130 拍/分以上の心拍数が持続すると左室拡張不全による心不全が惹起される．安静時心拍数は 60～80 拍/分，中等度運動時は 90～115 拍/分に調整されていることが理想である[22]．したがって医学的チェックにおいて，心拍数だけでなく，ワルファリンが至適に投与されているか確認する必要がある．また非心原性脳梗塞では，抗血小板剤を内服している患者が多い．スポーツをするにあたっては，運動強度だけでなく，接触，転倒などでの外傷には十分気をつけなければいけない．

脳血管障害者のスポーツの実際

成人の週 1 回の以上のスポーツ実施率は 51.5% であるのに対し，障害者のスポーツ・レクリエーション実施率は健常者に比し低く 19.2% である[23]．全国に 26 か所ある障害者スポーツ施設において延べ登録者数は 184,846 人であり，そのうち

表 3. Ｔ障害者スポーツセンター利用者
における脳卒中者の内訳

利用者の性別	男性：40名，女性：10名	
利用者の平均年齢	63歳（37〜75歳）	
疾患名	脳梗塞	27名
	脳出血	22名
	クモ膜下出血	1名
障害区分	右片麻痺	32名
	左片麻痺	17名
	体幹機能障害	1名
高次脳機能障害	失語症	18名
	失行・失認	1名
	記憶障害	2名
	なし	29名

表 4. Ｔ障害者スポーツセンターでの
脳卒中者のスポーツ（延べ人数）

自転車エルゴメーター	25
筋力トレーニング	20
水泳・水中歩行	19
卓球	19
体操	14
テニス	8
歩行	7
バドミントン	3
ボッチャ	3
フライングディスク	1

肢体不自由者は64,695人（35％）であった[24]．しかし脳血管障害者のスポーツ実施率やスポーツの状況に関しての詳細は不明である．ある一施設（Ｔ障害者スポーツセンター）でアンケートに協力していただいた50名の脳血管障害患者の内訳は，男性40名，女性10名，脳卒中の病型は，脳梗塞27名，脳出血22名，クモ膜下出血1名であった．平均年齢63歳，障害名は右片麻痺32名，左片麻痺17名，体幹機能障害1名であった．高次脳機能障害合併例は，失語症18名，失行・失認1名，記憶障害2名，高次脳機能障害なし29名であった（表3）．スポーツに取り組んでいる脳血管障害者は，比較的年齢が若く，高次脳機能障害がない，または優位半球損傷者が多いと推測される．Ｔ障害者スポーツセンターでは，比較的運動強度の低い卓球以外は，自転車エルゴメーター，水泳・水中歩行などの有酸素運動と筋力トレーニングが上位を占めている（表4）．脳卒中治療ガイドライン2015では，有酸素運動と下肢筋力強化を組み合わせたトレーニングは，有酸素性能力，歩行能力，身体活動，QOL，耐糖能を改善し強く推奨している[20]．典型的な片麻痺では，痙性麻痺や下肢可動域制限のためフットワークを要するスポーツは苦手である．また両手を要するスポーツも困難である．脳卒中者は，競技スポーツよりもフィットネス向上を目的としたスポーツに取り組んでいる者が多いといえる．

文 献

1) 厚生労働省：平成26（2014）年患者調査の概況．〔https://www.mhlw.go.jp/toukei/saikin/hw/kanja/14〕

2) Takeshima N, et al：日本人一般集団140万人における脳卒中の発生，管理，短期転帰 滋賀脳卒中レジストリ（Incidence, Management and Short-Term Outcome of Stroke in a General Population of 1.4 Million Japanese：Shiga Stroke Registry）．Circ J, **81**(11)：1636-1646, 2017.

3) 小林祥泰（編）：脳卒中データバンク2015，中山書店，2015.

4) 豊田章宏：勤労者世代における脳卒中の実態 全国労災病院患者統計から．日職災医誌，**58**(2)：89-93, 2010.

5) Dean CM, et al：Task-related circuit training improves performance of locomotor tasks in chronic stroke：a randomized, controlled pilot trial. Arch Phys Med Rehabil, **81**(4)：409-417, 2000.

6) Salbach NM, et al：The effect of a task-oriented walking intervention on improving balance self-efficacy poststroke：a randomized, controlled trial. J Am Geriatr Soc, **53**(4)：576-582, 2005.

7) Ada L, et al：A treadmill and overground walking program improves walking in persons residing in the community after stroke：a placebo-controlled, randomized trial. Arch Phys Med Rehabil, **84**(10)：1486-1491, 2003.

8) Smith GV, et al："Task-oriented"exercise improves hamstring strength and spastic reflexes in chronic stroke patients. Stroke, **30**(10)：2112-2118, 1999.

9) Pohl M, et al：Speed-dependent treadmill training in ambulatory hemiparetic stroke patients：a randomized controlled trial. Stroke, **33**(2)：553-558, 2002.

10) Macko RF, et al：Treadmill exercise rehabilitation improves ambulatory function and cardiovascular fitness in patients with chronic stroke：a randomized, controlled trial. *Stroke*, **36**(10)：2206-2211, 2005.

11) Ivey FM, et al：Treadmill aerobic training improves glucose tolerance and indices of insulin sensitivity in disabled stroke survivors：a preliminary report. *Stroke*, **38**(10)：2752-2758, 2007.

12) Chu KS, et al：Water-based exercise for cardiovascular fitness in people with chronic stroke：a randomized controlled trial. *Arch Phys Med Rehabil*, **85**(6)：870-874, 2004.

13) Teixeira-Salmela LF, et al：Muscle strengthening and physical conditioning to reduce impairment and disability in chronic stroke survivors. *Arch Phys Med Rehabil*, **80**(10)：1211-1218, 1999.

14) Mead GE, et al：Stroke：a randomized trial of exercise or relaxation. *J Am Geriatr Soc*, **55**(6)：892-899, 2007.

15) Itoh N, et al：慢性期脳卒中片麻痺に対する固定型・片脚型の歩行運動支援ロボット使用による歩行トレーニング　1症例の報告(Gait training using a stationary, one-leg gait exercise assist robot for chronic stroke hemiplegia：a case report). *J Phys Ther Sci*, **30**(8)：1046-1051, 2018.

16) 平野　哲ほか：脳卒中　回復期・生活期　TOYOTAパートナーロボット　歩行練習アシスト・バランス練習アシスト. *MB Med Reha*, **194**：16-21, 2016.

17) 大岡恒雄ほか：BWSTTを長期間継続できた維持期片麻痺患者の歩行能力の変化. 理療の臨研, **21**：11-14, 2012.

18) 高尾敏文ほか：慢性期脳卒中片麻痺患者に対する体重免荷トレッドミル歩行練習の即時効果および経時効果. 理学療法学, **38**(3)：180-187, 2011.

19) MacMahon S, et al：Blood pressure, stroke, and coronary heart disease. Part 1, Prolonged differences in blood pressure：prospective observational studies corrected for the regression dilution bias. *Lancet*, **335**(8692)：765-774, 1990.

20) 日本脳卒中学会脳卒中ガイドライン委員会(編)：脳卒中治療ガイドライン2015. 共和企画, 2015.

21) 山本　満, 藤本幹雄：リハビリテーション医療が支える障がい者スポーツ　現状と課題　障害とスポーツの現状　脳卒中者がスポーツをする際の注意点. 臨床リハ, **27**(13)：1309-1314, 2018.

22) 日本循環器学会ほか：心房細動治療(薬物)ガイドライン(2013年改訂版), 2013.

23) スポーツ庁：国民のスポーツライフ,〔http:www.mext.go.jp/sports/b_menu/sports/mcatetop05/1371876.htm〕

24) 公益財団法人日本障がい者スポーツ協会：平成28(2016)年度障害者スポーツセンター実施概要, 2018.

MB Med Reha **No.253**：37-42, 2020

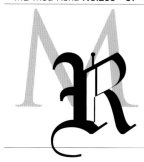

特集／障害者の健康増進アプローチ

Ⅱ. 各論

脊髄損傷慢性期の運動と健康管理

樋口幸治*

　　Abstract　　脊髄損傷慢性期は，急性期治療の向上により，受傷後の社会生活が飛躍的に延びている．一方で，多くが車椅子生活となり，身体活動の制限が慢性的な運動不足状態を招き，生活習慣病などの新たな二次障害が懸念される．医学管理下でのリハビリテーションでは，リハビリテーション専門スタッフが自己管理や対処方法を習得に導くが，生活習慣病など二次障害の予防には，「適度な運動」を心がけた健康管理を，となるのが現状ではないだろうか.
　　この改善には，損傷レベルや年齢，運動時の生体反応を考慮した運動不足を解消する「適度な運動」が必要不可欠である．「適度な運動」には，強度，時間や頻度などを検討したプログラムが必要であり，特に，障害特性に基づく身体反応には，十分な配慮が必要である．ここでは，健康管理に必要な「適度な運動」を中心に，生活習慣病や活動機能低下などの二次障害を予防・治療し，活動的な社会生活につながるプログラムや実践例を提示し解説したい.

　　Key words　　脊髄損傷(spinal cord injury)，健康づくり(health promotion)，有酸素運動(aerobic exercise)，筋力トレーニング(strength training)，ニコニコペース(pace with a smile)

脊髄損傷慢性期が長期化すると運動不足に？

　脊髄損傷(SCI)の生命予後は，40年以上と長期化し，多くが車椅子での生活となる[1]．この長期化は，SCIの死因を心疾患や脳血管疾患などの増加へと導き，新たな対策が必要となっている[1]．その現状は，我々の調査で，障害特有の二次障害に加えて，生活習慣病の罹患が多く，リハビリテーション目的でのみ運動や食生活を気にせず生活するなどの実態があり，約半数以上がメタボリックシンドロームなどの要因を持ち運動不足の影響を強く示唆していた．つまり慢性期の長期化は，慢性的な運動不足を引き起こしていると考えられる.

　現行のリハビリテーションでは，リハビリテーション専門スタッフの連携の下，残存機能の維持・強化をはかりADL動作の習得につなげられる．その後，慢性期の生活に向けて，自己管理や対処方法を指導され退院に導かれる．その一方で，慢性期の日常生活では，健康管理に努め「適度な運動」を心がけることを指導されるのではないだろうか.

　その「適度な運動」とは，どのような運動を指すのだろうか？「適度な運動」は，有酸素性作業能力と強く関係する．有酸素性作業能力は，SCIの人間ドック項目との関連から運動を行っていないことによる弊害があり，また，年齢[2]，損傷レベル[3]も有酸素性作業能力を左右する因子である.

　ここでは，SCI慢性期に焦点を当て，その特性に配慮した二次障害予防のための「適度な運動」について述べる.

* Yukiharu HIGUCHI，〒 359-8555 埼玉県所沢市並木 4-1　国立障害者リハビリテーションセンター病院，運動療法士長

「適度な運動」に必要な運動時の生理的反応の特性について

SCI は，損傷レベルによって，運動中の呼吸循環機能を調節する交感神経や副交感神経の連携が異なる．特に，高位胸髄損傷（HSCI）や頸髄損傷（CSCI）では，その反応が顕著である．HSCI では，高強度の運動時に，血圧低下が認められ，容易に運動遂行が困難となる[3]．これは，麻痺した下肢の末梢血管収縮が行われず，心拍数（HR）を上昇させ不足した血液供給を補おうとするものの主動筋への血液再配分機能が低下し引き起こされる．また，CSCI では，血圧調節に加えて，運動中の HR 上昇限定と遅延が起き[4]，呼吸機能も過剰に亢進する[1]．さらに，エネルギー効率の低下や暑熱反応にも制限を受ける[1]．

つまり「適度な運動」には，損傷レベルによる生理的反応に配慮した運動の調節が必要である．

「適度な運動」は，低中強度の有酸素運動と筋トレが有効

SCI の「適度な運動」に関する研究は，心血管系のリスクに有効な有酸素運動と筋力トレーニング（以下，筋トレ）の組み合わせがまとめられている[5]．そのガイドラインでは，心血管系リスクに中高強度の有酸素運動を，fitness には，中高強度の有酸素運動と中高強度の筋トレを勧めている[5]．しかし，これらのガイドラインは，成人 SCI を対象としたプログラムで，損傷レベル，年齢などの要因を加味したプログラムへと微調整する必要がある．

そこで，我々は，健康日本 21（第二次）の「健康づくりのための身体活動基準 2013」[6]を参考に，SCI が健康づくりを行うためのプログラムづくりを試みている[7]．

第一に「適度な運動」の強度設定は，運動負荷試験中の運動強度と血中乳酸濃度（血中 LA）の変化から導かれる Lactate Threshold（LT）強度を指標としている．この LT 強度は，最大酸素摂取量の約 50％に相当し，生活習慣病や狭心症，心筋梗塞などの予防や治療にも用いられ，「ニコニコペース」として活用されている[8]．また，LT は腕運動や脚運動でも主動筋の部位を問わず，血清 epinephrine と同期して出現するため交感神経活動を反映し[9]，SCI でも確認でき[1]，LT 相当の HR は 100～120 拍/分と健常者と同様な数値である．その一方で，CSCI では運動開始から交感神経活動が抑制されているために，運動強度に合わせて呼吸循環機能が調節されず，LT 強度でも運動を継続できない．一方で，LT 強度未満の低強度の運動は「ルンルンペース」と呼ばれ，糖代謝に好影響を与える運動として活用され[10]，CSCI や低体力者には「ルンルンペース」の実践が可能と考えられる．Ginis ら[5]のガイドラインで推奨する中高強度の有酸素運動は，損傷レベルによって運動自体が困難である．そのため「適度な運動」の強度設定には，「ルンルンペース」～「ニコニコペース」に相当する低中強度の運動強度が安全で効果的である．

第二に「適度な運動」は，日常生活動作（ADL）の長期間継続のため運動器にも必要である．高齢者では，ロコモティブシンドロームとして運動器の機能低下による弊害を予防・治療し，活動機能低下を防ぐ試みが展開されている[11]．健常高齢者では 90 歳でも筋力向上が可能である．トレーニング強度が中強度と低くても，60 歳以上で 1 年間・最低週 1 回実施すると筋力の維持が可能であったと報告されている[12]．

これらを参考に，「適度な運動」では筋力トレーニングの強度を中強度に設定することで，SCI の残存機能，年齢を加味した活用が可能であると考える．

第三に「適度な運動」には，時間と頻度も重要である．Ginis ら[5]のガイドラインでは，中高強度の有酸素運動を 1 回 20 分以上・週 2 回と中高強度の筋トレを 3 セット・週 1 回以上行うことを勧めている．我々の研究では，運動未実施者 SCI 20 名に，週 1 回以上・1 回 30 分以上の「ニコニコペース」を 3 か月間実践し，腹囲，動脈硬化指数，

表 1. 健康づくり運動プログラムについて―健康増進・スポーツ外来での実践プログラム―

	有酸素運動					筋トレ	
	強度	時間		頻度	主観的尺度	強度	頻度
高位頚髄損傷	プラス10拍/分	30分以上/1日	150分以上/週	3～5回/週	ややきつい	最大筋力の50%程度	週1回以上
頚髄損傷	ルンルンペース				楽である		
高位胸髄損傷	ニコニコペース				ややきつい		
（＋年齢要因）	ルンルンペース				楽である		
胸腰髄損傷	ニコニコペース				ややきつい		

HbA$_{1c}$の有意な低下を認めた[13]．また，車椅子利用者を含む障害者に，低中強度の有酸素運動を1回20分・週3回以上，3か月間実施し，体重やTGが有意に減少したのは運動時間が週150分であった[7]．これは，「健康づくりのための身体活動基準2013」[6]での高齢者や低体力者への指標と同様であった．

そのため，当センターでは表1に示すプログラムを「適度な運動」として提案し，生活習慣病や活動機能低下予防・治療に活用している．

「適度な運動」を効果的に行う実践種目の紹介

健康づくり運動プログラムでは，これまで述べた要因を勘案し，様々な工夫を行いながら「適度な運動」に結びつけている．当センターで実践している運動種目をいくつか紹介する．

1．既存のトレーニング機器で行う種目紹介

1）アームエルゴメーター（図1）

当センターの健康増進・スポーツ外来の健康づくり運動プログラムで最も稼働率が高いのがアームエルゴメーターを用いた「ニコニコペース」運動である．HRを監視しながら容易に健康づくり運動プログラムを実践できる．

2）立位歩行様運動（EasyStand Glider, Altimate Medical 社）（図2）

この運動は上肢と下肢の麻痺域の運動を組み合わせ，歩行のような運動が可能となる．CSCIがこの運動を実践した場合，HRや酸素摂取量は，健常者と同等の変化を示し，HR 120拍/分までの限界と思われる運動が笑顔で可能であった[14]．他の運動様式と比較しても楽にエネルギー消費量を増やせる運動であると考えられる．その半面，起立性低血圧症状や下肢の関節可動域制限による損傷，腹部刺激による失禁などが予測され，事前の説明や注意と監視は必要である．

3）他動的自転車運動（図3）

この運動は心血管系，筋骨格系や神経系に好影響[15]があり，主運動の前後に積極的に用いている．当センターでは，起立性低血圧などで立位姿勢が困難な対象にも積極的に用いている．また，気分的な効果もあり，この運動のみを希望する対象もいるほどである．

4）上肢の免荷運動（高位CSCIの持久的運動）（図4）

電動車椅子などを使用する高位CSCIでは，上肢の残存機能を補い，持久的な運動を導くために取り入れている．

CSCIの運動時の循環系反応は，C6～C7レベルで最大筋力の35%程度の静的運動時に，安静からHRが20%程度，心拍出量が10%以上増加[4]や平均血圧が上昇することを報告している[16]．これらのことから低出力の筋活動でも心血管系や代謝系の変化を促せると考えられる．

我々は，高位CSCIへ持久的な運動を可能とするために，上肢の免荷による低強度のリズム運動で，安静時からHRを10～20%増加させる運動プログラムを提供している．この運動では，C4レベルの高位CSCIでも，1回・2分×5セット程度の運動が可能となり，HRも安静からプラス10拍/分ほど増加させることが可能である．

今後，この運動は，高位CSCIの持久的な運動の1つとして，健常者のアクティブガイド「＋10（プラステン）：今より10分多く体を動かそう」[6]を活用し，高位CSCIの「活動機能低下予防のための＋10」運動として，検討・プログラム化できるように作業を進めている．

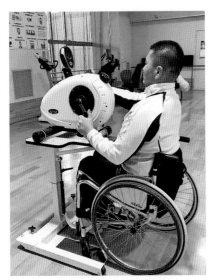

図 1. 上肢での有酸素運動
「アームエルゴメーター」(Yamato Sports 社製)

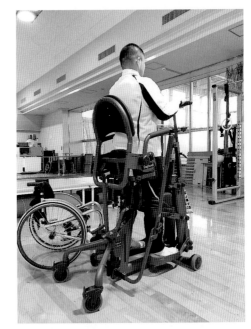

図 2. 全身を使った有酸素運動
「立位歩行様運動」(EasyStand Glider, Altimate Medical 社製)

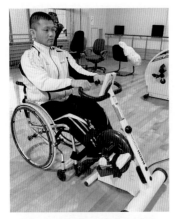

図 3. 麻痺域への運動刺激を行う運動
「他動的自転車運動」(MOTOmed vival：Reck 社製)

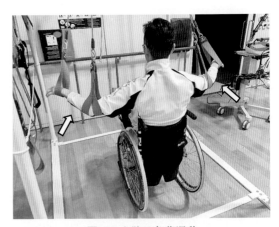

図 4. 上肢の免荷運動
安静時 HR から＋10 拍/分増やそう.
例）肘および手首を牽引し，残存機能・筋力に合わせた負荷の調整を行い，肩部の筋肉を使い前後に揺らす運動を行う.

2．ちょっとした工夫でどこでもできる種目の紹介

1）ジョギングまたはシャトルランニング

ジョギングは，屋内外で最も簡単に行える運動である．また，直線 5 m 以上でターンができる環境では，設定した距離内を往復し，ジョギングをすることができる．ジョギングやシャトルランニングは，いつも移動している速度よりも「やや速い」速度が，「ニコニコペース」の強度に相当する．また，走行に慣れてくると速度が速くなり，転倒や衝突など，安全面への配慮が必要不可欠である.

2）「車椅子版スロージョギング＆ストップ」（図 5）

「車椅子版スロージョギング＆ストップ」は，スロージョギング＆ターン[8)17)]を屋内で，車椅子でもできるようにコンパクト化した．この効果は，

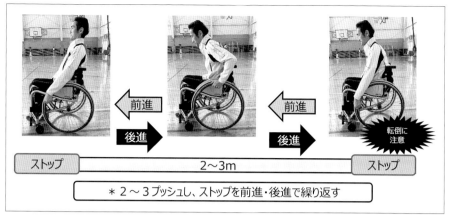

図 5. 車椅子版スロージョギング&ストップ—自宅でも可能な持久力アップ運動—

走行速度が遅いにもかかわらず，Borg の主観的
尺度は「ニコニコペース」と同等の 13「ややきつ
い」程度である．しかし，後方へ移動するため，後
方への転倒に十分に注意を払う必要がある．当セン
ターでは，CSCI や低体力な SCI のリハビリ
テーション種目として行っている．

まとめ

脊髄損傷慢性期は長期化し，健常者以上に生活
習慣病などの心血管系や代謝系疾患および活動機
能低下による ADL 低下など運動不足による二次
障害を予防・治療することが求められている．「適
度な運動」は，それらを予防・治療する一助とな
り，SCI の長期間の健康管理や活動機能低下予防
を促すことになる．そのためには，「適度な運動」
を医学的リハビリテーションから導入し，地域生
活で継続できるプログラムに広めていく必要があ
ると考えられる．

文 献

1) 二瓶隆一ほか（編著）：頸髄損傷者のリハビリテー
   ション 改訂第 3 版，pp. 143-148，pp. 274-275，
   協同医書出版，2016.
   Summary 頸髄損傷者のリハビリテーション全般
   について解説．
2) Lee YH, et al：Effect of Regular Exercise on
   Cardiopulmonary Fitness in Males With Spinal
   Cord Injury. *Ann Rehabil Med*，39(1)：91-99,
   2015.
   Summary 脊髄損傷者の心肺持久力を左右する因

子を解説．
3) Burkett LN, et al：Exercise Capacity of
   Untrained Spinal Cord Injured Individuals and
   the Relationship of Peak Oxygen Uptake to
   Level of Injury. *Paraplegia*，28：512-521, 1990.
   Summary 脊髄損傷者の心肺持久力を左右する因
   子を解説．
4) Takahashi M, et al：Cardiovascular control dur-
   ing voluntary static exercise in humans with
   tetraplegia. *J Appl Physiol*，97：2077-2082, 2004.
   Summary 頸髄損傷者の静的運動時の心血管反応
   について明らかにした．
5) Ginis KAM, et al：Evidence-based scientific
   exercise guidelines for adults with spinal cord
   injury：an update and a new guideline. *Spinal
   Cord*，56：308-321, 2018.
   Summary 脊髄損傷者の exercise guidelines につ
   いて総説した．
6) 厚生労働省：「健康づくりのための身体活動基準
   2013」及び「健康づくりのための身体活動指針（ア
   クティブガイド）」について，平成 25(2013)年 3 月
   18 日．〔https://www.mhlw.go.jp/stf/houdou/
   2r9852000002xple.html〕
7) 樋口幸治ほか：障害者の健康づくりプログラムの
   構築と普及のための地域連携型モデル事業の試
   行について—健康づくりプログラム（運動版）の
   試案—．運動器リハ，28(1)：82-88, 2017.
   Summary 障害者の健康づくり運動プログラムを
   提案した．
8) 田中宏暁：ランニングする前に読む本 最短で結
   果を出す科学的トレーニング，pp. 177-179，pp.
   62-70，講談社，2017.
   Summary ニコニコペース運動について科学的
   データを基に解説．
9) Schneider DA, et al：Plasma catecholamine and

blood lactate responses to incremental arm and leg exercise. *Med. Sci. Sports Exerc*, **32**(3)：608-613, 2000.

Summary 主動筋が異なる運動で catecholamine と blood lactate の反応が同じであることを明らかにした.

10) 佐藤祐造：糖尿病の治療―食事，運動療法を中心に―，明日の臨，**15**(2)：11-20，2003.

Summary 糖尿病の運動療法を解説した文献

11) 日本整形外科学会：ロコモティブシンドローム予防啓発サイト．〔https：//locomo-joa.jp/locomo/〕

12) 久野譜也ほか：高齢者の筋特性と筋力トレーニング．体力科学，**52**(Suppl)：17-30，2003.

Summary 高齢者の筋特性と筋力トレーニングの効果について解説.

13) 樋口幸治ほか：定期的運動介入が脊髄損傷者のメタボリック症候群に及ぼす影響．運動療物理療，**20**(3)：269-274，2009.

Summary 脊髄損傷者の有酸素運動の継続実施がメタボリック症候群に及ぼす影響を検討した.

14) Higuchi Y, et al：Cardiorespiratory responses during passive walking-like exercise in quadriplegics. *Spinal Cord*, **44**：480-486, 2006.

Summary 頸髄損傷者の立位歩行様運動時の運動生理学的特性を明らかにした.

15) Phadke CP, et al：Impact of Passive-Leg Cycling in Persons With Spinal Cord Injury：A Systematic Review. *Top Spinal Cord Inj Rehabil*, **25**(1)：83-96, 2019.

Summary 他動的自転車運動の効果について明らかにした.

16) Yamamoto M, et al：Static exercise-induced increase in blood pressure in individuals with cervical spinal cord injury. *Arch Phys Med Rehabil*, **80**(3)：288-293, 1999.

Summary 頸髄損傷者の静的運動時の血圧変化について明らかにした.

17) Araki M, et al："Slow walking with turns" increases quadriceps and erector spinae muscle activity. *J Phys Ther Sci*, **29**：419-424, 2017.

Summary 速度が遅い歩行の効果について明らかにした.

MB Med Reha **No.253**：43-49, 2020

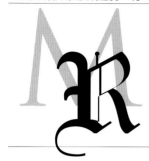

特集／障害者の健康増進アプローチ

Ⅱ．各論

脳性麻痺者の運動と健康管理

奥田邦晴*1　片岡正教*2

　Abstract　重度の脳性麻痺者に対する運動やトレーニングによる効果のエビデンスは，まだまだ構築されていない．我々は，重度脳性麻痺者が参加するパラスポーツであるボッチャの選手たちを対象に，より安全で効果的なトレーニング（ボチトレ）を考案し，実施している．これまで，重度脳性麻痺ボッチャ選手の競技パフォーマンス向上に対しては，ストレッチなどに代表される静的なコンディショニングを中心に実施してきたが，5年前より，遂行可能な動作を速く反復させるスピードトレーニングや，心拍数を上昇させることを目的とした運動プログラムなどを取り入れ，多角的な側面から評価，アプローチを実践してきた．これらフィットネストレーニングを組み入れたボチトレによって，重度脳性麻痺ボッチャ選手の身体機能には様々な変化が生じてきている．本稿では，ボッチャ選手に対して導入しているボチトレプログラムとその効果を通して，重度脳性麻痺者の健康と運動について検証する．

　Key words　脳性麻痺（cerebral palsy），ボッチャ（boccia），トレーニング（training），自律神経機能（autonomic nervous system），心拍数（heart rate）

脳性麻痺の障害像

　脳性麻痺（cerebral palsy；CP）とは，受胎から新生児期（生後4週以内）までの間に生じた脳の非進行性病変に基づく，永続的な，しかし変化し得る運動および姿勢の異常である．ごく軽症で日常生活活動の障害がほとんどないものから，重度で全介助であるばかりか生命維持も危ぶまれるものまでを含んでおり，非常に包括的なものである．

　CPの運動障害は，脳の運動神経領域の損傷によって生じる一次障害とそれが基となって二次的に身体に生じる二次障害からなる．一次障害は，痙縮，不随意運動などの筋緊張の異常，バランスの障害，運動コントロールの障害などであり，これらは生後2歳頃までにみられる．CPの二次障害はこれら一次障害が基となり，徐々に出現して

くる関節の拘縮，股関節脱臼，脊柱側弯変形，頚椎症性脊髄症など多岐にわたる．これら二次障害は年齢を問わずみられ，成長に由来する体重増加に伴う歩行障害やその他の基本動作の障害に及ぶことが多い．

　CPの運動機能障害に対して，神経発達学的治療法（neuro developmental treatment；NDT），Vojta法，上田法，感覚統合療法や上肢機能に対するCI療法（constraint induced movement therapy）による患肢の機能改善などの種々のリハビリテーションが行われている．しかし，未だ，その有効性を証明する十分な科学的根拠はない．筋力トレーニングは，粗大能力分類システム（gross motor function classification system；GMFCS）レベルⅠ～Ⅲの歩行可能な児において，下肢の筋力増強効果が認められ粗大運動能力が改善するとい

＊1　Kuniharu OKUDA，〒 583-8555　大阪府羽曳野市はびきの3-7-30　大阪府立大学，学長補佐・地域保健学域長・総合リハビリテーション学研究科，教授・科長／一般社団法人日本ボッチャ協会，代表理事
＊2　Masataka KATAOKA，大阪府立大学総合リハビリテーション学研究科，講師

う報告はあるが，歩行が困難なⅣ～Ⅴの重度CP児・者に対する効果は不明とされている[1].

パラスポーツ"ボッチャ"からみた運動と健康

重度CP者が参加するパラスポーツの1つにボッチャがある．ボッチャはジャックと呼ばれる白い的球に，6球の赤または青のボールを相手ボールよりもいかに近づけることができるかを競うターゲットスポーツである．障害に応じてBC1～BC4の4クラスがあり，中でもBC3の選手は障害が重く，自身の上下肢を用いて直接ボールを投げたり蹴ったりすることができないことからランプと呼ばれる専用の補装具を利用し競技アシスタントとともに競技を行う．

BC1・2のボールを投球する選手はジャックボールに近づけることや相手のボールを押す，はじくなどして自身に有利な戦況に持ち込む必要がある．近年，試合球として多く用いられている柔らかいボールは，狙った位置に止めやすく，うまくジャックボールの前に位置づけた際には，相手選手は相当のパワーボールでないとはじき飛ばすことができなくなる．そのようなボールの変化などに伴い，選手にはコントロール能力とともに，ボールを強く，速く，遠くに投げることができる能力が要求され，投球可能距離が競技パフォーマンスの一指標になることが報告されている[2]．そのため従来の主に上肢の筋緊張低下を目的に実施していたストレッチやバルーンを使用したリラクセーションなどの受動的なトレーニングから，よりパワー強化を目的としたトレーニングへの転換が必至となっている．

一方，ターゲットスポーツにおいて，ターゲットを狙う際の心拍数の減少が大きい選手はスキルが高い[3]~[5]ことや，バスケットボールにおいて交感神経優位な状態から速やかに副交感神経優位な状態に転換できる選手ほど試合中のシュート成功率や移動距離といったパフォーマンスが高い[6]ことが報告されている．安静時心拍数が高いとされるCPであるが，ボッチャもターゲットスポーツ

であることから，ボッチャ選手には安静時心拍数が比較的低いことや，ターゲットを狙う際に心拍数が減少し，副交感神経優位になることが望ましいことが推定される．副交感神経優位になりやすくするためには，高強度のインターバルトレーニングが有効であることが報告されている[7]．運動強度は心拍数によって定めることができるため，日頃から心拍数を上昇させるような運動を実施することで，ターゲットスポーツにおいて重要な自律神経活動にもアプローチすることができる．

重度CPボッチャ選手に対して考案，実施している強化トレーニング

重度CPボッチャ選手は，四肢の運動麻痺や筋緊張亢進などの中枢神経系疾患特有の障害によりスムーズな動きが阻害されていることが多く，高負荷での筋力増強トレーニングや一般的なエルゴメーターやトレッドミル運動，そして個々の関節運動を行うことは難しく，様々なリスクの発生を伴う可能性がある．そのため寝返りや臥位からの起き上がり運動などの日常的に行っている基本動作を繰り返しスピーディに行う運動や臥位あるいは車椅子座位での無負荷での可能な可動範囲での素早い上下肢繰り返し運動により心拍数を上昇させるスピードトレーニングを適応し，心拍測定および自律神経機能評価を実施し，その効果を評価している．

一般的にパワーは，「力×スピード」で表され，力が大きいほど，あるいはスピードが速いほど，競技パフォーマンスが高いとされる．高齢者を対象にしたIwataらの研究[8][9]において，座位で体幹を左右に速く運動させるseated side tapping（SST）や上肢の運動を速く行うことが可能な者ほど歩行速度が速いことが報告されている．重度CPボッチャ選手においてもリスクの少ない無負荷で可能な限り速度を上げてパワーを獲得するスピードトレーニングが有効であると考えている．

そこで，マット上で行う寝返りなどの基本動作や臥位での上下肢の屈曲・伸展などの動作は，重

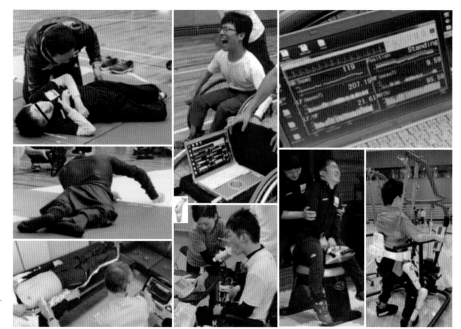

図 1. 重度 CP ボッチャ選手に対するトレーニング（ボチトレ）
a：寝返り運動①   b：マット上での移動運動
c：呼吸機能評価①   d：手動車椅子駆動
e：呼吸機能評価②   f：自律神経測定
g：乗馬シミュレーター   h：介助歩行

度 CP 者でも比較的行いやすい運動であり，連続した無負荷の反復運動であれば，安全な範囲で容易に動作速度を上げて実施することができることなどから，これらの基本動作を軸とする強化トレーニング，"ボチトレ"を実施している．

また，CP 者，特に電動車椅子を利用するような複雑かつ多様な障害像を呈している重度 CP 者においても，基本動作以外でも心拍数を上昇させる可能性がある運動，例えば手動車椅子駆動や乗馬シミュレーターによる体幹バランス運動，あるいは懸垂型歩行器による介助歩行など，選手が遂行可能な運動を模索し，心拍数上昇の結果から，基本動作に加えて行う適切な運動プログラムを検討することが重要である．多くの CP 者は小児期に歩行経験を有していることもあり，歩行器による介助歩行も有効な手段の 1 つである．また，このようなトライアルから，てっきり無理と思い込んでいた，例えば，マット上での臥位からの起き上がりや四つ這い，ずり這いなどの移動，歩行の可能性，手動車椅子も何とか漕げるんだという気づきや驚きなど，自身の能力の再確認がトレーニ

ングに対するモチベーションを向上させ，より良好な結果につながっている．また，呼吸機能評価では，多くの選手に拘束性喚起障害や呼吸筋力の低下が認められたため，体幹筋群の強化の一環とした呼吸筋トレーニングも実施している（図1）．

重度 CP ボッチャ選手に対するボチトレ効果

1．トレーニングによる最高心拍数の変化

ボチトレ開始当初，重度 CP ボッチャ選手のマット上での最大努力下における運動時心拍数の上昇率は低値を示していたが，継続的に実施することで，最高心拍数が上昇した．ボチトレを週1回の頻度で実施した群（週1回群）と月1回の頻度で実施した群（月1回群）で比較したところ，月1回群では，ボチトレ実施回数と最高心拍数に相関が認められなかったが，週1回群においては，強い正の相関が認められた（図2）．この結果から，寝返り動作や臥位での上肢運動を素早く反復させるボチトレプログラムが，選手の心拍数上昇を目的としたトレーニングとして有効であることが示されている．

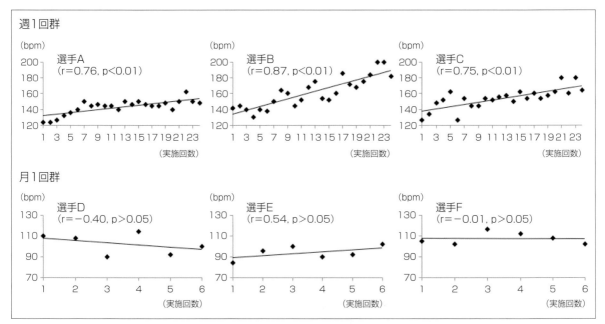

図 2. ボチトレ実施回数とボチトレ実施時最高心拍数の変化

選 手	安静時心拍数 [bpm]	LF/HF 比 (交感神経活動)	HF [msec²] (副交感神経活動)
A	97	1.91	44.34
B	83	2.82	34.89
C	82	2.1	360.86
一般成人 (基準値)	66	1.5～2.0	975±203

表 1.
重度 CP ボッチャ選手と一般成人との心拍数・自律神経活動の比較

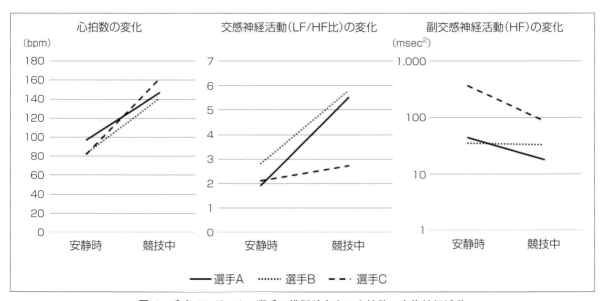

図 3. 重度 CP ボッチャ選手の模擬試合中の心拍数・自律神経活動

2. トレーニングによる自律神経機能の変化

　重度 CP ボッチャ選手の心拍数と自律神経機能について，心拍変動解析装置を用いて，安静時ならびに競技中の計測を行った．安静時の心拍変動解析の結果から，重度 CP ボッチャ選手は，一般的な健常者の数値と比較して心拍数が高く，副交

表 2.
ボチトレ介入前後の上肢運動速度の変化

選　手	年　齢 [歳]	性　別	介入前 [秒]	介入後 [秒]	介入後－介入前 [秒]
A	48	男性	10.46	7.24	−3.22
B	19	男性	18.76	5.45	−13.31
C	44	女性	5.22	5.37	0.15
D	35	男性	7.13	7.61	0.48
E	33	男性	5.93	4.00	−1.93
F	23	男性	5.88	3.86	−2.02
G	45	女性	5.25	3.93	−1.32

感神経活動が低いことがわかった(**表1**). さらに, 模擬試合中の心拍変動解析により, 国内の世界ランク上位の重度CPボッチャ選手3名は安静時と比較して, 競技中の心拍数が増加し, 交感神経優位な状態で試合に臨んでおり(**図3**), メダル獲得のためには, 試合中の副交感神経優位な状況への転換を課題としてボチトレに取り組んできている.

週1〜2回のボチトレによる介入後3か月, 5か月時点の自律神経活動の評価では, ボチトレ開始時には心拍数が高値で, 交感神経活動優位を示した2選手であったが, 安静時心拍数が有意に低下し, 交感神経活動の減少, 副交感神経活動の増加が認められている.

このように, ボチトレの効果とともに, 重度CPボッチャ選手のトレーニング効果の指標として, 心拍数測定および自律神経活動評価が有用であることが示唆されている.

3. トレーニングによる基本動作能力の変化

心拍数上昇を目的として寝返りなどの基本動作を中心としたボチトレを実施してきているが, その波及的な効果として, 基本動作能力の変化も生じている. 実施頻度によりその効果には違いがあり, ボチトレを週1回実施した群と月1回実施した群で比較したところ, ボチトレ開始6か月後の1分間当たりの寝返り回数において, 週1回群で平均15.6回, 月1回群で平均2.3回の増加が認められている. また, ボチトレを継続することで, これまで臥位からの起き上がりができなかった選手が, 自立して行えるようになったり, 介助歩行や手動車椅子駆動の速度が上がる, 日常生活場面においても, トイレ動作での介助量が軽減するなどの効果が認められている.

ボチトレの継続によって心拍数が上昇するよう

になった1つの要因としては, 基本動作能力が向上し, 一定時間内に実施できる運動量が増えたことによって, 心肺機能に負荷がかかる運動として遂行できるようになったことが考えられる.

4. トレーニングによる上肢機能の変化

週1回の頻度で24週間ボチトレを実施した前後での上肢の運動速度の変化について, 有意差は認められなかったものの, 改善傾向にあった(p＝0.063). 7名の選手のうち, 5名については介入後に運動速度が向上していた(**表2**). 上肢機能の改善には体幹機能が重要な役割を有していることが報告されている[10]. 寝返り動作の反復などの全身運動が体幹機能を賦活させ, 上下肢筋の痙性減弱とともに, 円滑な運動の獲得につながっている可能性が示唆された.

なお, ボチトレの実施による, 疼痛や痙性の増悪, 頚椎症性脊髄症などの諸症状がみられることはなく, 全身的にダイナミックな運動を反復することから, ストレッチ効果による筋緊張の緩和や関節可動域の拡大などの機能改善も認められている. これらは上述の基本動作能力の変化にも影響していることが考えられる.

5. 重度CPボッチャ選手の呼吸機能

呼吸機能評価の結果, 多くの選手に拘束性喚起障害や呼吸筋力の低下が認められ, 横隔膜厚も薄いことがわかった[11]. また, 競技パフォーマンスが高い一部の選手は, 呼吸機能と心理的競技能力が高いこともわかっており, 一般的に呼吸機能がアスリートの緊張やリラクセーションといった心理的側面に関与している可能性があることから, 重度CPボッチャ選手にとって呼吸機能トレーニングも重要であると考え, 現在, パワーブリーズを用いた呼吸筋トレーニングも実施している.

総 括

　重度障害児・者の代表的なスポーツであるボッチャの強化を例にとり，主に重度 CP 児・者の運動と健康管理について解説した．一般社団法人日本ボッチャ協会では 2015 年から 2020 東京パラリンピックでのメダル獲得を目的に，従前から行ってきたストレッチなどの痙性軽減を目的とした静的なコンディショニングを中心としたプログラム内容を一新し，以下の 3 つのビジョンを掲げ，より積極的なトレーニングの導入を考案し，ボチトレを実施してきた．

(1) 遠投能力が優れている選手は強い

(2) 日常生活活動の能力が向上すればパフォーマンスも向上する

(3) 良い補装具は選手を強くする

　日常の生活の場面で多くの介助や支援を要する重度 CP ボッチャ選手では，電動車椅子を使用していることもあり，運動負荷による心拍数上昇を経験することがない選手がほとんどである．これはボッチャ選手に限らず，一般の重度 CP 児・者にとっても同様である．

　ボチトレ開始当初は，選手はもとより，両親や介護者から，筋緊張亢進に対する心配や恐怖感といったかなりの抵抗感が存在していたが，彼らが勝利をめざすアスリートであったからこそ，彼らの同意と理解を得ることができ，これらの良好な結果を生むことができている．すべての選手において，ボチトレによる疼痛や痙性の増悪，頚椎症性脊髄症などの諸症状がみられておらず，現在では，彼らのボチトレに対するバリアやアンチテーゼも溶け，順調に行えている．さらに，全身的に基本動作を中心とするダイナミックな運動を反復することから，ストレッチ効果による筋緊張の緩和や関節可動域の拡大などの機能改善が認められており，最近ではウォームアップの際など，コンディショニングスタッフが主体となるマット上でのストレッチに代表される受動的運動から，選手自ら寝返り運動を始めるといった，自発的かつ能動的なトレーニングに変化してきており，アスリートとしての意識変革にも大きくつながっている．

　本稿では，ボチトレの解説と若干の介入結果を例示した．また，対象者が重度 CP 者であるがゆえに，筋力をはじめとする身体機能の変化が認められにくいため，重度 CP 者のトレーニング効果の指標として，心拍数や自律神経測定が有用であることも述べた．これらの一連のボチトレの過程から，二次的に筋力強化や投球距離の向上，さらには，基本動作能力の向上にもつながっている．

　1 つ注意をしておきたいことは，これらの結果の多くの部分は，選手の潜在能力を表出させただけであって，真のトレーニング効果には至っていない可能性があることも十分に推察される．多様な障害像を呈している重度 CP 者だけに，リスクには十分に気をつけ，また，トレーニング後の微細な体調変化などにも注意を払い，心拍数上昇を目的とした基本動作の反復運動や個々人に適した運動を日々実践していくことが有用であることは，事実である．

　いまだに，CP 当事者や家族や関係者において，運動を禁忌であると思い込んでいる人や環境があることも事実であり，筋緊張亢進への恐怖や呪縛から解き放たれ，エビデンスに基づいた安全な運動を適応，実施し，健康増進に努めることが肝要である．また，ボッチャはもとより，他の障害者スポーツ CP 選手，一般の CP 児・者についても，健康増進・管理に焦点を当てたアプローチをしていくことが重要であると考える．

文 献

1) 日本リハビリテーション医学会診療ガイドライン委員会ほか(編)：脳性麻痺リハビリテーションガイドライン 第 2 版，金原出版，2014.
2) Kataoka M, et al：Throwing distance and competitive performance of boccia players. *J Phys Ther Sci*, in press, 2020.

Summary　脳性麻痺ボッチャ選手の投球可能距

離と競技パフォーマンスが関連していることを
明らかにした.

3) Boutcher SH, et al：Cardiac Deceleration of elite and beginning golfers during putting. *J Sport Exerc Psychol*, **12**：37-47, 1990.
   Summary　ゴルフのパットの際に，エリート選手のほうが初心者よりも瞬間的に心拍数が減少しやすいことが報告されている.
4) Neumann DL, et al：The relationship between skill level and pattern in cardiac and respiratory activity during golf putting. *Int J Psychophysiol*, **72**：276-282, 2009.
5) Neumann DL, Thomas PR：Cardiac and respiratory activity and golf putting performance under attentional focus instructions. *Psychol Sport Exerc*, **12**：451-459, 2011.
6) 平岩　東ほか：運動前の自律神経機能が運動中のパフォーマンスに与える影響について. 体力科學, **50**, 537, 2001.
7) Robinson RV, et al：Effect of Moderate Versus High-Intensity Interval Exercise Training on Heart Rate Variability Parameters in Inactive Latin-American Adults：A Randomized Clinical Trial. *J Strength Cond Res*, 2017.［published online ahead of print February 1, 2017］
8) Iwata A, et, al：Quick lateral movements of the trunk in a seated position reflect mobility and activities of daily living（ADL）function in frail elderly individuals. *Arch Gerontol Geriatr*, **56**：482-486, 2013.
9) Iwata A, et al：Maximum movement velocity of the upper limbs reflects maximum gait speed in community-dwelling adults aged older than 60 years. *Geriatr Gerontol Int*, **14**：886-891, 2014.
10) Davis AM, et al：Measuring disability of the upper extremity：A rationale supporting the use of a regional outcome measure. *J Hand Ther*, **12**：269-274, 1999.
11) Ichiba T, et al：Relationship between pulmonary function, throw distance, and psychological competitive ability of elite highly trained Japanese boccia players via correlation analysis. *Heliyon*, **6**：e03581, 2020.
    Summary　ボッチャ選手の競技パフォーマンスを呼吸機能や心理的競技能力との関係から検証した研究.

ストレスチェック時代の

睡眠・生活リズム

改善 実践マニュアル

―睡眠は健康寿命延伸へのパスポート―

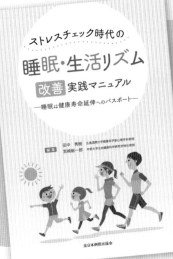

編集　田中　秀樹　広島国際大学健康科学部心理学科教授
　　　　宮崎総一郎　中部大学生命健康科学研究所特任教授

2020年5月発行　B5判 168頁 定価（本体価格3,300円＋税）

睡眠に問題のある患者さんに、どのように指導・説明し、生活習慣やストレスを改善するのか？
子どもから高齢者まで誰にでも実践できる
睡眠指導のノウハウをこの一冊に凝縮しました！

CONTENTS

本書巻末に実際に使用している資料を掲載！

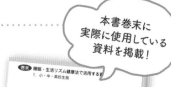

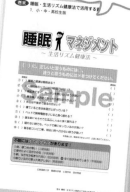

Ⅰ　**ストレスチェック時代の睡眠・生活リズム改善の必要性**
　1. 睡眠・生活リズム改善の重要性
　2. 睡眠・生活リズム改善のための睡眠関連知識の必要性
　3. ストレスチェックの運用と課題
Ⅱ　**睡眠・生体リズムの理解と評価**
　1. 睡眠と生体リズム
　2. 適切な睡眠時間とは
　3. 睡眠の評価
　　コラム 睡眠健康指導前後での, 眠気尺度 (ESS) と
　　　　　アテネ不眠尺度 (AIS) の応用例
　4. 知っておくと良い睡眠障害
Ⅲ　**睡眠・生活リズムからアプローチする心身健康, 能力発揮**
　1. 睡眠マネジメント, 生活リズム健康法
　2. 職種に応じた睡眠・生活リズム健康法
巻末 **睡眠・生活リズム健康法で活用する資料集**

全日本病院出版会　〒113-0033 東京都文京区本郷 3-16-4　Tel：03-5689-5989
www.zenniti.com　　　　　　　　　　　　　　　　　　Fax：03-5689-8030

MB Med Reha **No.253** : 51-55, 2020

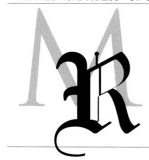

特集／障害者の健康増進アプローチ

II. 各論

視覚障害者の運動と健康管理

清水朋美*

Abstract　視覚障害は，移動障害と情報障害が特徴である．特に中途視覚障害の場合には，その困り具合が著しく，本人も周囲も見えなくなったら何もできないと思い込んでいる傾向が強い．実際には，様々なことにチャレンジ可能だが，そのためにロービジョンケアは欠かせない．視覚障害者の運動では，単独あるいは共同で行う運動，音源や触覚を活用した運動など，これまでも多くの創意工夫が考案されてきている．ロービジョンケアの一環として行われる場合もあるが，ごく一部での取り組みにとどまっている．運動がもたらす効能はこれまでも多くの知見があり，心身の健康増進，円滑なロービジョンケアのためにも視覚障害者にとっての運動がより身近で当たり前の世の中になっていくことが望まれる．自国でのパラリンピックを控えた今，視覚障害者にとっての運動がロービジョンケアの基本事項として少なくとも眼科関係者に定着すれば，レガシーの1つになるであろう．

Key words　視覚障害(visual impairment)，ロービジョンケア(low vision care)，運動(exercise)

はじめに

　視覚に障害があると，運動はおろか何もできないと一般的に考えられる傾向が強い．運動に関して極論を述べると，国内にもパラリンピックで活躍する視覚障害の選手は居て，幅広い競技でメダリストを輩出していることを考えれば，工夫次第で色んなことにチャレンジ可能だが，一般への周知はいまだ不十分である．本稿では，視覚障害の特徴，接し方のコツ，適した運動プログラムを中心に概説していく．視覚障害者が安全に運動に取り組み，健康管理を行っていくにはどのような点に配慮すれば良いのか，読者の理解の一助になれば幸甚である．

視覚障害とロービジョンケア

　視覚障害を考える場合，受障時期と障害程度が

キーポイントになる(**図1**)．受障時期に関しては，生まれてから一度も視覚を使った生活を経験していない先天的視覚障害と，受障前には視覚に支障がなかった後天的視覚障害(以下，中途視覚障害)とに二分される．そして，視覚障害の程度は，全く視覚を使うことができない全盲の状態と，部分的には視覚を使うことができるロービジョンの状態に分けられる．一般的に視覚障害というと全盲を想像する傾向が根強いが，実際には点字を使う全盲状態の視覚障害者は全体の1割を占めるにすぎず，残り9割は部分的には見えているロービジョンの状態である[1]．障害程度が同等であっても，受障時期によって困り具合，心理状態は大きく異なる．特に中途視覚障害の場合は，日常生活，就学，就労とあらゆる場面で困ることが多く，程度の差はあるが心理面への負の影響が大きい[1,2]．このため，中途視覚障害者には，心理的なフォ

* Tomomi SHIMIZU, 〒 359-8555 埼玉県所沢市並木 4-1 国立障害者リハビリテーションセンター病院，第二診療部長

| いつから？ | 先天性　or　後天性（中途） |
| どのくらい？ | 全盲　or　ロービジョン |

- 「いつから」見えにくいのか
- 「どのくらい」見えているのか
- いま見えている力を使っているか、いないか

図 1. 視覚障害

視覚障害を考えるときには，「いつから？」見えにくくて，「どのくらい？」見えているのかがキーポイントになる．

ローから視覚障害を克服するための各種訓練まで幅広い対応が欠かせない．適時適切な対応が遅れると，不必要な退学，離職，心理的ダメージ，ひきこもりなど，負のスパイラルに陥りやすいため，特に注意を要する．

視覚障害者が一歩前に踏み出すためには，ロービジョンケアが必要不可欠である．ロービジョンケアとは，受障時期にかかわらず，少しでも見え方で困っている人が生活しやすくなるように，治療，訓練，情報提供に至るまで，医療，福祉，教育分野の多職種によってトータルサポートをしていくことであり，いわゆる視覚リハビリテーションと同義である．受障したばかりの患者はすべからず眼科とつながっており，眼科が視覚障害者へのロービジョンケア導入の律速段階にならないような工夫が現在進行形で講じられている．

筆者の職場は，ロービジョンケアを専門にしている眼科であるが，初診患者には必ず運動経験と習慣に関する質問と情報提供をしている．というのも，運動もロービジョンケアの中に広義的に含まれ，以降のロービジョンケアが円滑に進むことがあるからである．ほとんどの患者にとって，視覚障害者が運動をするというイメージを持ちにくいようで，「視覚障害者が運動⁉どうやって⁉」という声は実際に多い．本人のみならず，家族を含めた周囲も同じような反応を示すことが大半である．パラリンピック開催を控え，視覚障害者が運動をすることは理解している人が多いが，特別な人だけができるものだと信じ込んでいる人が少なくない．一般でも取り組めることを説明すると，興味を示し，運動をしたいという目標がロービ

ジョンケアを始める動機付けにもなっている．究極的には，運動をさらにロービジョンケアの中に定着させることで，視覚障害者の心理的な不安が少しでも軽減され，最終的には健康増進にもつながっていくことが期待される．

視覚障害の特徴と留意事項

生活習慣病の予防，精神面への健康増進，転倒リスクの軽減など，運動の効能については周知の事実である．視覚障害は情報障害であり移動障害であるとよくいわれる．人は視覚を介して8割の情報を得ているとされ，視覚に障害があると情報を入手することが難しくなる．そして，空間認知能力が低下するため，自由に自分自身で動き回ることに困難を覚える．視覚障害者は周囲の状況把握，移動に困難を生じることで適切な身体活動の制限につながり，肥満やメタボリック症候群などを招くという既報もあるが[3)4)]，視覚障害の特徴を踏まえ，一般に行われている運動を視覚障害者向けにアレンジすることで安全に運動に取り組むのは年代を問わず決して不可能ではない[5)]．

見て確認することは基本的に難しいため，ラジオ体操のように頭でイメージできる具体的な口頭での説明が必要である．視覚障害者と接する側が特に留意すべきことは，「自ら名乗る」「指示代名詞は禁」「対面時の左右逆転」「空間に放置しない」の4点である．視覚の程度によっては，いきなり声をかけられて挨拶をされてもどこの誰に声をかけられたのかわからない．必ず，「○○です」と名乗ってから挨拶をする．立ち去るときも同様で，黙ってその場から居なくなると相手は居るものと思って話しかけることがある．挨拶同様，声かけが必要である．あれ，これといった指示代名詞は視覚障害者にとっては理解できないため，具体的に「前方に3歩」など，頭でイメージできるように伝えることが必要である．対面時には，自分の右は相手の左なので，相手の立場に立って方向を伝える．空間認知が難しい視覚障害者にとって，空間に置き去りにされるほど怖いことはない．必ず

表 1. ボルグスケールと
にこにこペースの目安

指 数	疲労度（きつさ）	ペースの目安
6		るんるんペース
7	非常に楽である	
8		
9	かなり楽である	
10		にこにこペース
11	楽である	
12		
13	ややきつい	がんばりペース
14		
15	きつい	
16		
17	かなりきつい	
18		
19	非常にきつい	しかめっ面ペース
20		

ボルグスケールでは，安静時が6，最もきついときが20であり，運動時の心拍数は指数の10倍に対応している．にこにこペースは，指数が10～12の領域である．

表 2. 視覚障害者が単独で行える運動プログラムの例

男性　65 歳以上　体重 60 kg			
	内　容	時間（分間）	活動量（メッツ）
例1	掃除機をかける	15	3.5
	ぞうきんで水拭き	15	4.5
	ぞうきんで乾拭き	15	4.1
	計 45		計 12.1
	内　容	時間（分間）	活動量（メッツ）
例2	軽い掃除（ゴミ拾い，整頓など）	10	2.5
	四つんばいで浴室や風呂，床みがき	10	7.6
	平地歩行（平均的な速度）	15	9.0
	計 35		計 19.1

男性，65 歳以上，体重 60 kg で，1 日の運動量として 10 メッツ/週を目標とした場合の取り組み例．日常生活の中の動作でも目標活動量を達成できる．

（文献 9 より）

どこかに座ってもらうか，柱や壁に接するように居てもらうような配慮が必要である．誤った接し方は，怪我や転倒のリスクにつながるため，特に留意すべきである．

複数で行う球技であれば，サウンドテーブルテニスのようにボールの中に音源となるものを入れる工夫が必要である．コートやコースの確認では，ゴールボールのようにラインの中にひもを入れて触ってわかるようにしたり，5 人制サッカーのように口頭での指示でプレイをしたりなど，視覚を補えるようにルール改変がされている．

単独で行う運動であれば，ストレッチマットの上でできる体幹トレーニング，ヨガなども向いている．ただし，一連の動作については，頭で理解できるような説明は欠かせない．自宅のように本人が慣れている場所であれば，本人が状況を理解できているので安心だが，不慣れな場所で行う場合には環境説明も必要である．どちらの方向に誰が居るので，何かあったら声をかけるように伝えておくのも危険を回避するうえでは大切であろう．単独でも動きを伴う運動だと，視覚を補助し

てもらえる人が必要になる．触覚を活用したガイドである陸上競技の伴走者，水泳のタッパー，自転車のパイロットのような役目，聴覚を活用したガイドである短距離走の音源走，走り幅跳びの走る方向と踏切の位置を知らせるコーラーのような役目が代表的である．

実際に運動をする際には，身長，体重，血圧，心拍数，活動量，時間管理など，数値の記録が必要になることも多い．自身での管理を考えた場合，視機能に応じて各種補助具を活用しながら一般的なデバイスを使用する方法，あるいはスマートフォンなどで音声管理できるアプリケーションを用いるのも一案であろう．視覚的補助を依頼できる人が周囲に居れば，協力してもらうのも構わない．

運動プログラムの具体例

主観的運動強度であるボルクスケールは，運動を行う本人が感じる疲労度（きつさ）を測定する指標である．「非常に楽である」から「非常にきつい」までの自覚症状を 6～20 の数値で表されている．この中でも，ボルクスケールの指数 10～12 に相当する「にこにこペース」での運動は，安全性が高く，誰でも取り組みやすいことが知られている（**表 1**）．笑顔が保てる程度のスローペースな運動であるが，健康増進，生活の質の向上に有効であることが示されている[6]．また，2013 年には国民

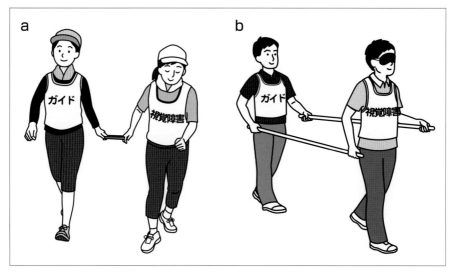

図 2. 共同で行う運動プログラムの例
a：伴走．視覚障害者と伴走者はひとつのロープを握って走る．
b：ポールを使った共同運動．前方に視覚障害者で後方に晴眼者あるいは弱視者で
　　行う．一緒に同じポールを握って同じ動きを行い，後方の者は前方の視覚障害者
　　が危険な目に遭わないようにポールで制御する．

向けに「健康づくりのための身体活動指針（アクティブガイド）」が周知され[7]，その後，視覚障害者の肥満予防の運動強度に関する報告も出された[8]．これら過去の知見より，1 日 30〜40 分，10 メッツ程度の運動を 1 週間以上継続していくと体脂肪量が燃焼し活動的であると考えられ，それに視覚障害の特性を考慮した運動例を挙げる（**表2**）[9]．視機能によっては，安全面から視覚を補助してもらえる仲間と共同でできる運動も推奨される．ガイドと一緒のジョギングや散歩は一例である（**図2**）．単独で行うものとしては，ラジオ体操，腕立て伏せ，腹筋運動，スクワットも挙げられるが，日常生活の中の掃除などの家事活動も立派な活動量を伴う運動になり得る[8]．

運動強度は，「にこにこペース」を保てるように，本人の疲労度を参考にしながら，速度，距離，回数の強弱を調整していくと良い．空間認知の把握が難しい視覚障害者にとっては，人や物にぶつかって怪我につながる危険性も高いため，この点は視覚障害の特性を十分に配慮しておく必要がある．最終的には患者の状況によって，無理のない安全なプログラムへ改善されていくと良い．

単独で行うスポーツは，自宅などの本人が慣れた場所で取り組めるうえ，新しい場所へ移動する必要がなく，家事動作を運動プログラムに組み込めるというメリットもある．他人との交流という点では，仲間と共同でできる運動のほうが望ましい．一長一短あるため，視覚障害の程度，年齢などを加えた生活状況を考慮したうえで，自身にあった運動プログラムが提供できるようなシステムができていくとより良い運動環境が提供できるものと思われる．

おわりに

まずは，視覚障害者の特性に配慮した運動プログラムの策定と周知が必要である．同時に，眼科医を含めたロービジョンケアを提供する側にも十分な啓発を行うことも大切である．2021 年に延期になったが，自国でのパラリンピック開催で視覚障害者スポーツの眼科医への定着がレガシーになれば本望だが[10]，視覚障害者の運動プログラム策定と周知もその流れに乗っていけるとなお良い．最終的には，視覚障害者が運動を継続していくことで，ロービジョンケアがうまく進み，心身ともに安定した状態で生活できるように支援していければ理想的である．運動がロービジョンケアの基本チェックリストの一項目に加えられる日もそう遠くないかもしれない．

謝　辞

　稿を終えるにあたり，有益なアドバイス，資料を提供していただいた国立障害者リハビリテーションセンター病院　運動療法士長　樋口幸治氏に深謝いたします．

文　献

1) 清水朋美：視覚リハビリテーション．大鹿哲郎ほか（編），眼科学第3版，pp. 1582-1587，文光堂，2020.

2) Choi HG, et al：Visual impairment and risk of depression： A longitudinal follow-up study using a national sample cohort. *Sci Rep*, 8(1)：2083, 2018. doi：10.1038/s41598-018-20374-5.

3) Marmeleira J, et al：Physical activity patterns in adults who are blind as assessed by accelerometry. *Adapt Phys Activ Q*, 31：283-296, 2014.

4) Haskell WL, et al：Physical activity and public health： Updated recommendation for adults from the American College of Sports Medicine and the American Heart Association. *Circula-tion*, 116(9)：1081-1093, 2007.

5) 香田泰子：視覚障害者のスポーツにおける指導と支援．バイオメカニズム学会誌，38(2)：117-122，2014.

6) 田中宏暁：第2章走るための基礎知識〈実践編〉．ランニングする前に読む本，p. 63，講談社，2017.
Summary にこにこペースとスロージョギングについてわかりやすく解説されている．

7) 厚生労働省：健康づくりのための身体活動指針（アクティブガイド），2013.

8) 山下文弥ほか：肥満域にある視覚障害者の減量に必要な運動プログラムについて．運動器リハ，28(4)：428-433，2017.
Summary 視覚障害者の肥満予防に有効な運動量について具体的に提示されている．

9) 田中茂穂：PART2家庭生活　掃除，歩行，動いてやせる！消費カロリー事典，pp. 24-31，成美堂出版，2010.

10) 清水朋美：2020年を迎えた眼科医のレガシー～視覚障がい者スポーツとロービジョンケアの理解・啓発～．日本の眼科，91(1)：4-5，2020.

超実践！

がん患者に必要な 口腔ケア

― 適切な口腔管理でQOLを上げる ―

新刊

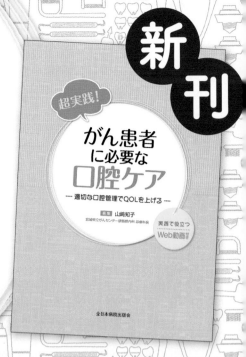

編集 山﨑知子（宮城県立がんセンター頭頸部内科 診療科長）

2020年4月発行　B5判　120頁
定価（本体価格3,900円＋税）

がん患者への口腔ケアについて、重要性から実際の手技、さらに患者からの質問への解決方法を、**医師・歯科医師・歯科衛生士・薬剤師・管理栄養士の**多職種にわたる執筆陣が**豊富なカラー写真・イラスト、わかりやすいWeb動画**とともに解説！

医科・歯科を熟知したダブルライセンスの編者が送る、実臨床ですぐに役立つ1冊です！

目 次

Ⅰ これだけは言っておきたい！
　がん治療での口腔ケアの必要性
　　1. なぜ，がん治療に口腔ケアが必要なのか
　　2. がん治療時の口腔ケア

Ⅱ プロジェクト別実践口腔ケア

プロジェクト1　治療別実践口腔ケア
　　　　　　　　　―看護師・歯科衛生士に気を配ってほしいポイント
　　1. 歯科の役割分担について
　　2. 手術療法における口腔ケア
　　3. 抗がん薬治療における口腔ケア
　　4. 頭頸部の化学放射線療法における口腔ケア
　　5. 緩和ケアにおける口腔ケア

プロジェクト2　口腔ケアを実際にやってみよう！
　　1. がん患者における口腔ケア
　　　　―どの治療（手術・抗がん薬治療・放射線治療・
　　　　　緩和ケア）でも口腔ケアは同じ
　　2. 一般的な口腔ケア

プロジェクト3　必須知識！がん以外での口腔管理
　　1. 総 論
　　2. 口腔疾患と全身疾患
　　3. 高齢化社会と口腔管理

プロジェクト4　医療業種別実践口腔ケア
　　　　　　　　　―薬剤師・栄養士はここをみる！
　　1. 薬剤師はここをみている！
　　2. 栄養士はここをみている！

Ⅲ 患者からの質問に答える・学ぶ！
　　Q1. インスタント食品はどのように使用したらよいですか？
　　Q2. がん治療中に摂取してはいけないものはありますか？
　　Q3. 食欲がないときは、どのようにしたらよいですか？
　　Q4. 義歯のお手入れ方法を教えてください
　　Q5. 化学放射線療法に対してインプラントをどのように
　　　　考えればよいですか？
　　Q6. がん治療で口臭が出現しますか？
　　Q7. 味覚の変化について教えてください
　　Q8. 歯肉の腫れは治療に影響しませんか？

全日本病院出版会　〒113-0033 東京都文京区本郷 3-16-4　Tel:03-5689-5989
www.zenniti.com　Fax:03-5689-8030

MB Med Reha **No.253**：**57**-**63**, 2020

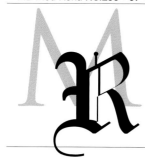

特集／障害者の健康増進アプローチ

Ⅱ．各論

知的障害者の加齢に伴う健康増進アプローチ

澤江幸則*1　柳澤佳恵*2

Abstract　これまでの先行研究から，知的障害者には指示理解の難しさや，活動を継続的に行ううえでの動機付けにおいて何らかの困難さがある．また新たな動きを教えて獲得させることは加齢ともに困難性が高まる．そして健康問題として，過体重・肥満や生活習慣病になりやすい点に注目しなければならない．その背景には，健康とされる身体活動を実施しておらず，座りがちな生活中心であることが指摘され，それは高齢化とともにリスクとして高まる．それらの点を踏まえ，我々は知的障害者の健康増進のためのアプローチについて実践的研究を行い，その結果，① 本人たちが日常的に行っている運動をベースにすること，② 言語指示がなくても比較的獲得しやすい課題にすることが望まれる．さらに今回，我々が取り組んだポールウォーキングのように，③ 運動効果についての科学的根拠に基づいた方法を提案できると良いと考えた．

Key words　知的障害(intellectual disability)，過体重・肥満(overweight/obesity)，座りがちな生活(sedentary life)，課題指向(task-oriented)，ポールウォーキング(walking with sticks)

はじめに

　知的障害のある人(以下，知的障害者)といってもその特性は様々である．本稿では比較的高齢化していて，なおかつ不活性な生活を余儀なくされている知的障害者を想定して，彼ら/彼女らが日常的に健康的な生活を送るうえで必要とされる支援のポイントは何かについて明らかにしたいと考えた．

　そのため，その想定に近い対象者を，我々のこれまでの実践から考えてみたところ，障害者施設に入居している知的障害者に対する身体活動への取り組みがあった．障害者施設に入居している知的障害者は，海外の先行研究でも示されることがあるが，通所で施設を利用している知的障害者より過体重・肥満の傾向がないのである．その理由

の1つは，すべての食事を専門職によって管理されているからと考えられている．実際，我々の調査に協力をしていただいた施設を利用されている知的障害者の多くに肥満の特徴がみられなかった．

　しかしその一方で，施設職員からは，脂質異常症など，運動不足などの生活習慣が原因と思われる疾患に対応しなければならないことが訴えられた．すなわち，知的障害者，特に高齢化し，知的な理解に困難さがある者に対して，カロリー摂取を抑制することは物理的に可能であっても，カロリーを消費するための活動への本人の動機付けに困難さがあることを前提に検討しなければならないのである．

　そこで，まずは知的障害者の一般的特徴を踏まえ，これまで指摘されている健康問題について確認したうえで，我々が行ってきた知的障害者の健

---

*1　Yukinori SAWAE，〒 305-8574 茨城県つくば市天王台 1-1-1　筑波大学体育系，准教授／博士(教育学)／臨床発達心理士
*2　Yoshie YANAGISAWA，Southern Indiana Japanese School，教員・看護師

康アプローチの妥当性について概説したうえで，今後の展望と課題について述べていくことにした．

知的障害者の一般的特徴

知的障害とは，厚生労働省によれば，「知的機能の障害が発達期（おおむね18歳まで）にあらわれ，日常生活に支障が生じているため，何らかの特別の援助を必要とする状態にあるもの」を指す[1]．その判断基準は，知能指数がおおむね70以下であり，かつ自立機能，運動機能，意思疎通，探索操作，移動，生活文化などの日常生活能力を考慮し判断されるとしている．さらに，これらの症状が発達期にあらわれているという条件が必要となる．加えて，生命維持にかかわる身体状況を保健面と，多動や自傷，物を壊すなどの行動面から，それぞれ最も重い1度から，特に配慮が必要ない5度に判定し，これらを知的障害の程度として記されている[1]．

知的障害の判定は国ではなく，都道府県および中核市ごとに判断し，その証明として療育手帳が交付されることになっている[2]．そのため自治体ごとに判断基準が異なる．また，手帳の別名を併記している自治体もある．例えば，東京都の療育手帳は「愛の手帳」といい，判断基準の1つであるIQはおおむね75以下である．程度区分は最重度を1度といい，重度が2度，中等度が3度，軽度が4度である．また，横浜市の療育手帳は，東京都と同じく「愛の手帳」の名で知られているが，程度区分は最重度のA1，重度のA2，中等度がB1，軽度のB2のように異なる分類名で表記される．他にも愛知県の療育手帳は，最重度と重度をA，中等度をB，軽度をCに分類している．判断基準の1つであるIQは，35以下がA，35〜50をB，51〜75をCとしている．

知的障害者全般の支援課題として，他者とのコミュニケーションが挙げられる．実際，多くの知的障害者は対人関係に困難さがみられる[3]．中等度および軽度の知的障害者の中には，言語理解に比べて，言語表出力が高く，よく喋るため，周囲

からコミュニケーションの困難さが理解されにくいことがある．知的障害者の中で，特に主体性の確立や自己決定に関して困難があるダウン症者は，周囲の環境からの影響を大きく受けやすく，内向的な自己表現に陥ることが指摘されている[3]．知的障害児者の行動特性として，衝動的で不注意の傾向がみられることが指摘されることがある[4]．さらに，自己を過大評価または過小評価するなど，自己を適切に認識することに困難さを示す場合がある[4]．また原田らの研究によれば，4割強の研究対象の知的障害児が，選択肢を視覚的に識別する際，選択肢が何であるかを十分に注視し認識することなく，一方を選択する行動がみられた[5]．すなわち知的障害者は，緊張しやすく消極的になりがちな面を持つ一方で，衝動的で，周囲の状況や自己を認識して判断することに困難さを示す可能性がある[4]．

しかしながら，先行研究では，成人期以降において，IQにかかわらず，周囲の働きかけや環境によって，1人でできることが増えたり，対人場面で適切な行動ができるようになったりと生活適応能力が向上すること[3]や，年齢が上がるにつれて，衝動性や不注意の程度が低くなることが示されている[4][5]．これらのことから，年齢が上がっても本人に合った支援を継続して提供し，多くの経験を積むような環境の整備を実現すれば，日常生活能力の向上が期待できる場合がある．加えて，意思決定の過程において，絵カードのような選択肢と，先を見通すことができるよう工夫することで，周囲が彼ら／彼女らの意思を理解すること，彼ら／彼女らが自らの意思を表出することが可能な場合もある[6]．

知的障害者の健康問題

内閣府が発行した令和元（2019）年版障害者白書によれば，知的障害児者の数は108万2千人で，そのうち65歳以上の知的障害者は14万9千人，全体の15.5％と示されている[7]．65歳以上の知的障害者数は，2011年には5万8千人であったが，

2016年には14万9千人と2倍以上に増えており，知的障害者の平均余命が延びていることがわかる[7]．

国立特別支援教育総合研究所の調査結果によれば，特別支援学校の小学部と中学部，高等部の児童生徒の約7割に，併せ持つ疾患があることが報告されていた[8]．また同調査において，死亡児童生徒の原因を調べたところ，事故死が最も多く，次いで，中枢神経疾患，呼吸器疾患と循環器疾患が同数で続いていた．加えて，半数以上の児童生徒はてんかんの合併症を持っていることがわかった[8]．このことから，知的障害者の健康問題は，併せ持つ疾患のコントロールが必須である．

知的障害者にとって，最も深刻な健康問題の1つは肥満である．滝川の研究によれば，小学部と中学部，高等部の肥満児童生徒の割合は，学年が上がるにつれ高くなり，高等部では4割に達する．特に女子は4割と高かった[8]．肥満の原因として，増田らの研究によると，間食でのお菓子の多量摂取，不適切な食事習慣によるエネルギーの過剰摂取であるといわれている[9]．さらに運動機会の少なさが知的障害者の生活の特徴であることからも原因と考えることができる[9]．実際，Oviedoらの研究によれば，研究対象の知的障害者の9割が，健康とされる身体活動を実施しておらず，座りがちな生活であることが指摘されている[10]．

また，知的障害者の肥満は生活環境の違いによるという指摘もある[9][11][12]．例えば，日本の居住形態の違いによる肥満の現状を分析した研究によれば，入所施設利用者に比べて，非施設居住者のほうが肥満において深刻な問題を抱えていることが明らかになっている[9][13]．

ところで，知的障害の中でもダウン症は，先天性心疾患や消化器系疾患，先天性甲状腺機能低下症，白内障，難聴など，様々な合併症を伴う確率が高いことが指摘されている．それらに加えて，筋緊張の低下が顕著であるため，姿勢の保持の困難さや，運動発達の遅れ，発音の不明瞭さなどがみられることがある[14]．加えて，高尿酸血症に

罹っているものが多く，そのために痛風を引き起こすことが多い．その中には幼児でも発症するケースがあるという[15]．

そして65歳以上の知的障害者の数の増加に伴い，高齢の知的障害者が，虚血性心疾患や脳卒中などの生活習慣から起因する疾患に罹患することが予想される．また，一部の悪性新生物は生活習慣が引き金となり発症することがある．知的障害があり，その程度が重篤であるほど，生活習慣を改善するという意思を持つことは，健常者に比べて困難である．そのため家族や支援者は，本人の興味を引き出しながら，少しでもアクティブなライフスタイルに近づけるように支援していくことが望まれる．

知的障害者の健康増進へのアプローチ

我々は，主に障害者支援施設に入居している知的障害者（以下，施設知的障害者）の健康維持増進を目的としたエクササイズプログラムの開発を目的にプロジェクトを立ち上げた．そしてその中で，施設の多くで日常的に実施され，施設知的障害者にとっては身近な運動である「散歩（ウォーキング）」に着目して開発を行った．

そもそもウォーキングに着目した理由は，我が国の知的障害者のための入居型障害者施設において，日中活動として最も多く活用されているのが散歩であった（75.7%）からである[16]．また安井らによれば，施設知的障害者を対象とした研究において，容易に行え，健康増進に効果的なエクササイズプログラムとしてウォーキングを推奨していたことも関係する[17][18]．

しかし実際に施設で行われているウォーキングの多くは，運動強度の低い歩行動作になりがちであるため，介入としては適切であっても，健康維持増進に望ましい効果を受けるまでに至っていないことが推測された[19]．その理由はいくつか考えられるが，その最大の要因として知的障害に伴う課題理解の難しさ，動機を保つことの困難さが指摘されている[20]．

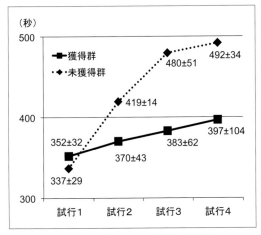

（秒）

図 1. 所要時間による群間の差（秒）

そこで我々は，その知的障害者が知的理解の困難さを抱えていても活動への動機を維持させるための方法として，ポールを使ってウォーキングするポールウォーキングを導入することにしたのである．

ポールウォーキングとは，専用のポール（ストックやスティックとも記載されている）を使って歩く運動形態の 1 つである．ポールは，いわゆる冬季スポーツ種目であるノルディックスキーのスティックを参考に，路上で使用できるように改良されたものである[21]．通常，安静立位姿勢で肘が 90° の角度でポールの高さを調整し，そのポールを前後に振り，床面に接地することを繰り返すことで，この運動が成立する．

ポールウォーキングにはいくつかの身体的効果が，健常者を対象とした国内外の研究で示されている．例えば，ポールを使用することで着地の衝撃が分散し，通常歩行に比べ膝関節への床反力が減少することから，低体力や高齢の方には有効ではないかと考えられている[21]．また富田らによれば，ポールを使用してウォーキングをすることで，心拍数と酸素摂取量が有意に増加することがわかっている[22]．そして Rodgers らによれば，ポールの使用の有無で比較したところ，酸素摂取量が平均 12%，心拍数が 9% 程度の差が有意に認められた[23]．その一方で，自覚的運動強度（RPE）に関しては有意な差が認められなかった．つまり，このポールウォーキングは，運動強度に対して，自分自身で感じているよりも，結果的に体に

加重がかかっていることが考えられるのである．したがって，課題理解の困難さを有する施設知的障害者にとって，有効な手段になり得るのではないかと考えたのである．

そこで我々は，実際に施設知的障害者に対してポールウォーキングを導入し，上記のような健常者へのポールウォーキングの効果があるかを検証することにしたのである．

関東地方にある A 障害者支援施設に入居している知的障害者 8 名（男性 5 名，女性 3 名，平均年齢 44.4±12.7 歳，中等度 5 名，重度 3 名）を対象に介入研究を行った[19]．対象者に対して，通常の歩行時（試行 1）と，ポールを渡して指導を行っていない試行（試行 2），ポールを渡して指導を行った試行（試行 3），ポールを渡して指導を行っていない試行（試行 4）の 4 施行（各試行距離：約 400 m）を行った．指導を含めて，ポールを適切に獲得していた群とそうでない群に分けて，散歩コースの所要時間（ストップウォッチによる計測）と運動強度（身体活動計：Kenz 製ライフコーダ），歩幅（ビデオカメラによる定点撮影）を比較分析した（群間に身長と体重，年齢に統計的な有意差はなかった）．

その結果，ポールを使ったウォーキングスキルを獲得した者は，獲得に至っていない者に比べて，① 歩行速度を著しく落とすことなく（図 1：試行×ポールスキル獲得の交互作用あり：$F_{(3, 18)}=4.030$，$p<0.05$），② 最初の運動強度を維持しながら歩行することができていた（図 2：試行×スキル獲得状況の交互作用あり：$F_{(3, 18)}=6.926$，$p<0.05$）．③ そして，歩行姿勢においては歩幅が広がる傾向がみられた（図 3：実施前後とスキル獲得状況との交互作用に有意傾向あり：$F_{(1, 6)}=4.59$，$p=0.076<0.10$）．

これらの結果から，施設知的障害者に対して，ウォーキングにおいてポールを適切に使用できるように指導していけば，彼ら/彼女らは，運動強度を維持しつつも疲労感を感じることなく課題に取り組む傾向にあると考えられた．また，このポー

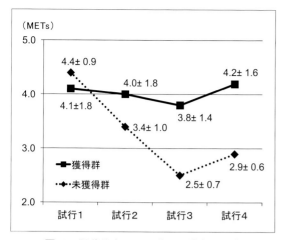

図 2. 運動強度による群間の差（METs）

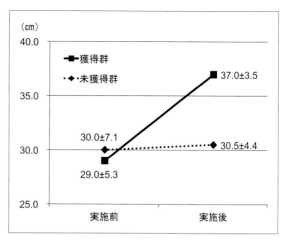

図 3. 歩幅（cm）の群間の差

ルウォーキングによって，知的障害者において健常者と同様に，運動強度を保ちつつ持続できる，ひいては身体活動量を無理なく得られる運動の1つになると考えられた．

附　記：ここで紹介した実践研究は平成27年度日本医療研究開発機構研究費の助成を受けて実施したものである．

今後の課題と展望

上記の調査の中でポールスキルを獲得できていなかった対象者のほとんどは，調査終了から3か月以内に獲得することができた．そして，すでにポールスキルを獲得していた者と合わせ，このプロジェクトにかかわった対象者の多くは，その後も引き続き，そして現在もなお，定期的にポールウォーキング活動を行っている．

以上のことから，知的障害者の知的特性を踏まえたうえでの健康増進アプローチでは，知的障害者において，言語的コミュニケーションの困難さや，衝動性を含めた行動特性があるため，言語的なやりとりだけで指示理解や動機付けをしていくことに限界があること，また新たな動きを教えて獲得させることは加齢ともに困難性が高まることを考慮しなければならない．

そしてそれらの点を踏まえ，① 本人たちが日常的に行っている運動をベースにすること，② 言語指示がなくても比較的獲得しやすい課題にすることが望まれる．さらに今回のポールウォーキング

のように，③ 運動効果についての科学的根拠に基づいた方法を提案できると良い．

そしてこうした実践に携わっている者から言えることとして，何より知的障害者が運動を楽しいと思えることが大事である．そのためには，知的障害者に，スパルタでなく，そして理詰めで説明するのではなく，支援者が運動を楽しく行っている様子，つまり一緒に運動を楽しんでいただければと考えている．

文　献

1) 厚生労働省：用語の解説．知的障害児（者）基礎調査：調査の結果，〔https://www.mhlw.go.jp/toukei/list/101-1c.html〕（Accessed：18 June 2020）
   Summary　厚生労働省，知的障害児（者）基礎調査の結果と用語の解説を表している
2) 厚生労働省：療育手帳制度の実施について，平成31（2019）年3月29日．〔https://www.mhlw.go.jp/content/12200000/000609807.pdf〕（Accessed：18 June 2020）
   Summary　療育手帳制度の実施について説明されている通達文である．
3) 小笠原拓ほか：成人期知的障害者の生活適応に関する研究：生涯発達及び障害特性の視点による生活適応支援の検討．東京学芸大学紀要総合教育科学系，**66**(2)：507-521，2015.
   Summary　障害特性に応じた生活適応支援の必要性を検討した研究である．
4) 平田正吾ほか：M-ABCチェックリストによる知的障害児・者の行動特性の評価．学校教育学研究論集，**23**：107-115，2011.
   Summary　知的障害児・者の運動行為遂行の特徴

を，心理学的に解析を加え，明らかにした研究である．

5) 原田晋吾ほか：知的障害児の選択行動に関する実態調査─選択場面で示す行動特性の分析から─．特殊教育学研究，54(5)：293-306，2016.
Summary 知的障害のある児童生徒の選択場面で示す行動特性を明らかにし，支援のあり方を検証した研究である．

6) 草野圭一：障害特性の可視化へ向けた研究，知的障がい者とのワークショップを通して．名古屋学芸大学メディア造形学部研究紀要，10：21-28，2017.
Summary 障害特性の可視化が可能かを考察し，就労へ生かすことができるか検証した研究である．

7) 内閣府：参考資料 障害者の状況．令和元(2019)年版障害者白書(全体版)，〔https://www8.cao.go.jp/shougai/whitepaper/r01hakusho/zenbun/siryo_02.html〕(Accessed：18 June 2020)
Summary 内閣府，障害者施策，令和元(2019)年版障害者白書の障害者の全体的状況について表している．

8) 滝川国芳：慢性疾患児(心身症や不登校を含む)の自己管理支援のための教育的対応に関する研究，知的障害児の健康問題に関する調査報告．独立行政法人国立特別支援教育総合研究所研究報告書，pp. 3-40，2007.
Summary 小学部中学部高等部の知的障害児の自己管理の在り方，他者支援の在り方を考察した研究である．

9) 増田理恵ほか：地域で生活する成人知的障害者の肥満の実態とその要因．日本公衆衛生学会誌，59(8)：557-565，2012.
Summary 地域で生活する成人知的障害者の肥満の実態および肥満の要因を明らかにし，肥満予防に向けた実践への示唆を得る研究である．

10) Oviedo G, et al：Sedentary and physical activity patterns in adults with intellectual disability. *Int J Environ Res Public Health*, 14(9)：1027, 2017.
Summary 知的障害者および高齢の知的障害者の座りがちな時間と身体活動量の調査，男女間年齢別群間を比較した研究である．

11) Hsieh K, et al：Impact of adulthood stage and social-environmental context on body mass index and physical activity of individuals with intellectual disability. *Intellect Dev Disabil*, 53(2) 100-113, 2015.

Summary 成人期知的障害者の年齢群間におけるBMIと身体活動，居住環境やコミュニティ参加の状況とBMIと身体活動の影響を検証した研究である．

12) Stancliffe RJ, et al：Overweight and obesity among adults with intellectual disabilities who use intellectual disability/Developmental disability services in 20 U. S. states. *Am J Intellect Dev Disabil*, 116(6)：401-418, 2011.
Summary アメリカの20州で8,911人を対象にBMIを測定，一般群と知的障害者群の病的肥満の有病率を調査比較した研究である．居住環境の違いにより肥満の状況が異なっている．

13) 川名はつ子ほか：成人期知的障害者の居住形態の違いによる肥満の現状と課題．日保健福祉会誌，20(2)：31-39，2014.
Summary 居住形態の違いと肥満の現状を調査し，通所施設を利用する地域生活者の肥満が深刻であることが明らかにした研究である．

14) 勝二博亮ほか：成長曲線からみたダウン症児における肥満とその支援．茨城大学教育実践研究，37：155-167，2018.
Summary 特別支援学校の小学部のダウン症児における肥満支援の在り方を検証した研究．

15) Kubota M：Hyperuricemia in children and adolescents：Present knowledge and future directions. *J Nutr Metab*, 2019：1-8, 2019.
Summary 過去の研究から文献レビューをして，小児科領域における高尿酸血症発見の重要性を示唆した研究である．

16) 齊藤まゆみほか：「障害者向けオーダーメイド運動プログラムの開発のための，障害福祉サービスにおける日中活動に関する研究調査」概要(特集：厚生労働省の障害者総合福祉推進事業)．月刊ヘルスフィットネス，321：6-9，2011.
Summary 厚生労働省の障害者総合福祉推進事業である「障害者向けオーダーメイド運動プログラムの開発」に関する内容について概説されている．

17) 安井友康ほか：精神遅滞者に対するWalkingの効果．日本特殊教育学会30回大会発表論文集，1992.
Summary 知的障害者のウォーキングの効果に関する研究報告である．

18) Finlayson J, et al：Understanding Predictors of Low Physical Activity in Adults with Intellectual Disabilities. *J Appl Res Intellect Disabil*, 22：236-247, 2009.
Summary 知的障害のある成人が行う規則的な身

体活動のタイプとレベルから不活動を予測する
因子を調査した研究である

19) 澤江幸則ほか：障害者支援施設における知的障害
者の身体活動量について：ライフコーダを使った
調査結果．日本体育学会第63回大会予稿集，323，
2012．
Summary 施設知的障害者に対してライフコード
を使って身体活動量を調査した研究である

20) 渡邊百合子：入居型施設で生活する知的障害者の
身体活動についての研究．平成26年度筑波大学
大学院修士論文，2015．
Summary 施設知的障害者の身体活動に関する国
外の論文を中心とした文献研究結果をもとに立
案した実践的プログラムを検証した論文である

21) 富岡　徹：ストックを使ったウォーキングの歴史
と身体的効果の文献学的検討．名城論叢，8(4)：
13-30，2006．

Summary ポールウォーキングを含めたスティッ
クを使ったウォーキングに関する国内外の論文
をもとに身体的効果に論じた研究である

22) 富田寿人ほか：ポール・ウォーキングが女性高齢
者の心拍数，酸素摂取量および主観的運動強度に
及ぼす影響．ウォーキング科学，4：83-87，2000．
Summary ポール・ウォーキングにおける健常者
（女性高齢者）に対する効果について検証した研
究である．

23) Rodgers CD, et al：Energy expenditure during
submaximal walking with Exerstriders. *Med Sci
Sports Exerc*, 27：607-611, 1995.
Summary ポール・ウォーキングにおける健常者
に対する身体的効果について検証した研究であ
る．

新刊

Kampo Medicine
経方理論への第一歩

漢方医学の診断に必要な知識や，診察法について詳しく解説した実践書！
基本となる20処方の基礎・臨床研究やCOVID-19のコラムなどをコンパクトにまとめています！

小川 恵子
金沢大学附属病院
漢方医学科 臨床教授

2020年7月発行
A5判　208頁
定価（本体価格 3,000円＋税）

Kampo Medicine
経方理論への第一歩

● 小川 恵子
金沢大学附属病院 漢方医学科 臨床教授

経方理論を漢方医学の理解と実践に生かせる
待望書！
基本となる**20処方**の「基本コンセプト」
「臨床のエビデンス」「各社エキス剤の構成生薬」
をコンパクトに掲載！

全日本病院出版会

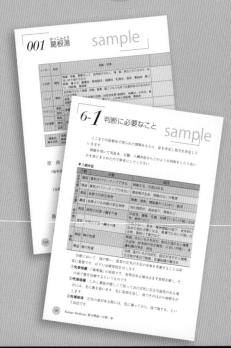

0. はじめに
1. 望　診
2. 聞　診
3. 問　診
4. 切　診
5. 生　薬
6. 判断する：実際に処方してみよう
7. 漢方薬の副作用
8. 感染症の漢方治療
　　―初期のかぜを中心に―

Colum 短脈と胆気不足について
Colum 『傷寒論』が書かれた時代の感染症
Colum COVID-19
Colum スペイン風邪

巻末　基本の20処方

001 葛根湯
007 八味丸（八味丸料・八味地黄丸）
014 半夏瀉心湯
017 五苓散（五苓散料）
019 小青竜湯
020 防已黄耆湯
023 当帰芍薬散（当帰芍薬散料）
024 加味逍遙散
025 桂枝茯苓丸（桂枝茯苓丸料）
027 麻黄湯
028 越婢加朮湯
030 真武湯
032 人参湯・理中丸
041 補中益気湯
043 六君子湯
048 十全大補湯
061 桃核承気湯
083 抑肝散加陳皮半夏
100 大建中湯
108 人参養栄湯

全日本病院出版会
www.zenniti.com
〒113-0033 東京都文京区本郷3-16-4　Tel：03-5689-5989
Fax：03-5689-8030

MB Med Reha **No.253**：**65-69**, 2020

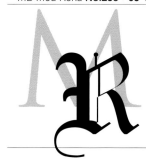

特集／障害者の健康増進アプローチ

Ⅱ. 各論

健康増進に向けた地域の取り組み
―横浜市の場合―

熊谷俊介[*1]　宮地秀行[*2]

Abstract　横浜市では，障害者のスポーツ活動を通じた健康づくりや社会参加の推進を担う中核拠点施設として1992年に横浜ラポールを開所し，様々な取り組みを展開してきた．その中でも，特徴的な取り組みとして生涯スポーツ活動の定着をはかるリハ・スポーツ事業や住み慣れた身近な地域での活動拠点づくりをはかる地域支援事業を通して，障害者が健康増進をするうえで基盤となる継続的なスポーツ活動の機会を創出してきた．

しかし，横浜ラポールは開所から約四半世紀が経過し，制度や環境の変遷とともに求められる役割は変化している．今後は，① 横浜市全体を見据えた障害者のスポーツ活動を支える人材養成や拠点づくりを担う調整役としての機能，② リハビリテーション専門機関による運営という特性から他施設では受け入れが困難な症例への対応，③ 新たに開所したラポール上大岡との一体運営による全体的機能の強化が必要である．

また，横浜市のスポーツ振興の中核を担う横浜市スポーツ協会をはじめとした関係機関や地域資源などと協働した取り組みも重要である．

Key words　横浜市(yokohama city)，リハビリテーション(rehabilitation)，生涯スポーツ(lifelong sport)，中核拠点施設(core facility)，地域資源(local resources)

はじめに

横浜市では，1992年に開所した障害者スポーツ文化センター横浜ラポール（以下，横浜ラポール）が，障害者のスポーツ，レクリエーション，文化活動を通じた健康づくりや社会参加の促進をはかるために，横浜市域における中核拠点施設として，併設する横浜市総合リハビリテーションセンター（以下，横浜リハセンター）をはじめとする関係機関との密接な連携を基に，様々な取り組みを展開してきた．

近年では，スポーツ基本法の施行や東京2020オリンピック・パラリンピック競技大会の開催決定に伴う機運醸成などにより，障害者スポーツを取り巻く環境は大きく変化し，スポーツ振興の観点から行われる取り組みは飛躍的に増加している．

一方で，令和元(2019)年度横浜市民スポーツ意識調査報告書[1]によると，障害者のスポーツ実施状況における実施理由は「健康・体力の維持増進」が66.9%と最も高いにもかかわらず，「週に1日以上」の実施率は36.7%で，横浜市スポーツ推進計画[2]が定める目標値（40%）に及ばず，健康増進に向けたスポーツの実施環境は十分とはいえない現状である．

また，横浜市における平成30(2018)年度の障害者手帳交付状況は，身体障害者99,515人，知的障害者30,822人，精神障害者36,901人の合計167,238人（2019年1月1日現在）とされているが，このすべてに横浜ラポールのみで対応することは不可能である．そのため，公共スポーツ施設や地

*1 Shunsuke KUMAGAI, 〒233-0002 神奈川県横浜市港南区上大岡西1-6-1 ゆめおおおかオフィスタワー6F 障害者スポーツ文化センターラポール上大岡スポーツ課
*2 Hideyuki MIYAJI, 障害者スポーツ文化センター横浜ラポール

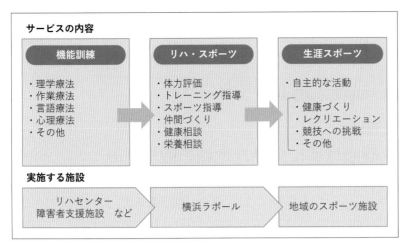

サービスの内容

機能訓練	リハ・スポーツ	生涯スポーツ
・理学療法 ・作業療法 ・言語療法 ・心理療法 ・その他	・体力評価 ・トレーニング指導 ・スポーツ指導 ・仲間づくり ・健康相談 ・栄養相談	・自主的な活動 　・健康づくり 　・レクリエーション 　・競技への挑戦 　・その他

実施する施設

リハセンター 障害者支援施設　など	横浜ラポール	地域のスポーツ施設

図 1.
リハ・スポーツの位置付け

域団体などの地域資源とネットワークを構築し，協働していく取り組みのさらなる充実が必要不可欠となっている．

　本稿では，横浜ラポールの取り組みを紹介するとともに，障害者がスポーツ活動を通じて健康増進を推進するための今後の課題と展望について述べる．

横浜ラポールの取り組み

1．リハ・スポーツ事業について

　リハ・スポーツとは，障害状況や健康状態，嗜好などを考慮して目標を設定し，基本的なスポーツ技術の獲得や健康管理意識の向上，参加者の交流を通じた仲間づくりを行い，生涯スポーツ活動の定着をはかる取り組みである．スポーツを仲間とともに楽しく，主体的に継続することが心身の機能と健康の維持増進を促すと考えている．

　リハ・スポーツを，医学的リハビリテーションにおける機能訓練から主体的な活動である生涯スポーツへの橋渡しを担うサービスとして位置付け，横浜リハセンターや近隣の回復期リハビリテーション病院，障害者支援施設などへ情報提供を行い，主に生活期障害者を対象に展開している（**図1**）．

　プログラムは，週1回約90分で，全10回程度を1クールとしている．導入段階では，筋力や動的バランス，持久力などの簡易な体力測定を行い，全身の動きや疲労感の聞き取りなどから参加者の転倒や怪我などのリスクを把握する．スポー

ツ種目の指導場面では，既存のルールや形式などにとらわれず，個々の障害状況や運動経験などを考慮した段階的な課題設定により，参加者同士で楽しめるところまでスポーツ技術の向上をはかる．

　また，再発予防の観点から保健師と管理栄養士による健康・栄養講座を開いて，現在の健康状態や食習慣などについての理解を促し，必要に応じてフォローアップを行う．これらの実践にあたっては，医師，保健師，管理栄養士，体育指導員によるカンファレンスを月1回程度行い，参加者情報や課題，指導方針などを共有している．

　近年の参加者傾向としては，これまで主な対象としていた脳卒中による片麻痺者や高次脳機能障害者に加え，進行性の神経難病者が増加している．これは，横浜リハセンターが神経難病者の早期対応や継続的支援体制の整備を目的に地域の基幹病院をはじめとした関係機関と連携し，筋力や移動などの身体機能が一定程度，維持されている神経難病者へ対してリハ・スポーツの情報提供をした結果と考えられる．

　プログラムの実践においては，主体性を引き出すリハ・スポーツの考え方を踏まえつつ，活動レベルをレクリエーション程度に留め，過負荷にならないように配慮している．また，進行性疾患であるため，経時的な機能変化に対応した適切なサービスが提供できるように，横浜リハセンターと併設する強みを活かしたモニタリング体制を構築し，リハビリテーション専門職と情報共有しながら実施している．

このように，多様化する障害像や利用者ニーズなどへの対応を強化するために，パラリンピック種目をはじめとする競技の普及を目的とした事業とは異なる枠組みでリハ・スポーツ事業を位置付け，プログラムの開発，普及，人材育成などに取り組んでいる．

2．地域支援事業について

障害者が安心かつ安全にスポーツを実施するためには，施設のバリアフリー化や専門知識を有する指導者の確保など，ハード・ソフト両面での環境整備が求められる．しかし，現状ではそうした環境の整った施設は限られ，在宅生活を営む多くの障害者にとってはアクセシビリティがスポーツ実施の障壁になる．そこで，横浜ラポールでは，関係機関と連携して，障害者が身近な地域で生涯スポーツ活動を継続するための拠点づくりを目的に，指導者の派遣を軸とした地域支援事業を展開している．以下では，その取り組みの一例を紹介する．

横浜市は，在宅障害者が地域で自立した日常生活または社会生活を営むことができるように，創作的な活動，または生産的な活動の機会の提供および社会との交流の促進などをはかる場として，中途障害者地域活動センター（以下，中活センター）を各行政区に設置し，概ね40～64歳の脳卒中などの中途障害者を対象に，リハビリ教室事業，活動センター事業および高次脳機能障害専門相談事業を実施している．通年で実施するリハビリ教室事業では，体力維持や相互交流，社会参加の促進などを目的に，スポーツ活動を通じた支援を行っており，横浜ラポールからも指導者を派遣している[3]．

プログラムの実践にあたっては，リハ・スポーツ事業の経験で培ったノウハウを活かしつつ，地域の実情に即して対応している．例えば，スポーツ施設の立地や活動場所の施設規模，活動を支える指導者やボランティアの有無などの環境は，地域差が大きい．そのため，対象地域の状況を考慮して実効性のあるスポーツ種目や実施方法を選択する．

プログラムの運営では，派遣先の中活センターのスタッフやボランティアなどと協働して行うことで支援体制を強化している．初めは当事者に対する指導を中心に行うが，徐々に関係機関や地域スタッフへの技術的な援助へと支援手法を転換させていき，最終的には地域に根差したコミュニティ活動へと成熟させていく．

このように地域支援事業は，必ずしも環境整備が充実しているとは限らない対象地域の状況やニーズなどに応じた現場主導の柔軟な対応によって，住み慣れた身近な地域でスポーツに親しむ機会を創り出している．

今後の課題と展望

1．中核拠点施設としての役割について

横浜ラポールは，開所から約四半世紀が経過し，その間に福祉制度や社会状況，障害者スポーツを取り巻く環境などが大きく変遷してきたように，求められる役割も変化している．特に，スポーツ基本法の規定に基づく横浜市スポーツ推進計画の策定後は，障害者スポーツの啓発や普及活動などの取り組みが増加し，横浜ラポールに対する指導者派遣の協力要請も顕著に増えている．

しかし，すべての要請に限られた人員で対応することは困難なため，障害者のスポーツ活動を支える人材の養成や活動の拠点づくりをさらに推進し，公共スポーツ施設のスタッフや地域団体，ボランティアなどが主体的に取り組めるように，横浜市全体を見据えた調整役としての役割がこれまで以上に求められている．

一方で，リハビリテーションの観点から行われる取り組みも忘れてはならない．特に，医学的なサポートが必要な重度障害者や長期的なかかわりが必要な高次脳機能障害者，診断直後の早期対応が重要な進行性疾患患者などに関しては，様々な領域での多職種連携が欠かせない．横浜ラポールは，リハビリテーションの専門機関である横浜市リハビリテーション事業団が運営する施設とし

表 1. ラポール上大岡の主な事業

地域支援事業
地域の関係機関と連携して，プログラムなどを開催するとともに連携拠点として人材の養成を行う．
情報発信事業
地域の関係機関とネットワークを構築して，情報の収集および連携した取り組みを効果的に配信する．
健康増進事業
障害状況や健康状態に応じて相談や形態計測，トレーニング指導を行い，健康づくりを支援する．

て，医療や福祉，工学などのリハビリテーション専門職と連携することで，他施設では対応が困難な症例の受け入れを強化し，先進的な課題や多様化するニーズに対して柔軟かつ積極的に取り組む必要がある．

また，新たな支援拠点として2020年に障害者スポーツ文化センターラポール上大岡（以下，ラポール上大岡）が開所した．ラポール上大岡は，施設規模は横浜ラポールと比較すると約1/15程度と小規模であるが，駅に直結した立地の利便性や横浜市南部方面の立地を活かした取り組みを実施する（**表1**）．横浜ラポールとラポール上大岡の一体的な運営を通じて，両施設の特性を活かしながら適切に機能分担することで，これまで以上にリハ・スポーツの普及と地域の生涯スポーツ環境整備を進めていくことが課題である（**図2**）．

2．地域の関係機関との連携について

横浜市では，2013年に策定された横浜市スポーツ推進計画について，2017年に国の「第2期ス

ポーツ基本計画」を参考に中間見直しを行い，2018年3月に策定した．この計画では，大きな基本目標の1つに「高齢者・障害者スポーツの推進」が掲げられており，その具体的な取り組みについての検討作業を契機として，横浜市スポーツ協会（以下，スポーツ協会）とその所管である市民局スポーツ振興課，横浜ラポールおよびラポール上大岡とその所管課である健康福祉局障害自立支援課，の4者による「障害者スポーツ担当者会議」が設置された．そして，横浜市の障害者スポーツ推進におけるそれぞれの組織の役割についてイメージの共有をはかり，効率的・効果的な事業展開を試み始めている（**図3**）．

横浜ラポールはリハ・スポーツ事業を軸に底辺の拡大を担うとともに，あらゆる障害者スポーツ活動の下支えを担う．中途障害者においては医療からのバトンを受け取り，リハ・スポーツ事業を経てスポーツ協会につなぐ．スポーツ協会では各区で開催されるインクルーシブイベントや競技団体主催のスポーツ教室に参加を促し，その機会を拡大する．知的・発達障害者においては，療育センターや学校，就労支援施設などのライフステージに応じた関係機関と連携のうえ，「療育期からの切れ目ない支援」による運動習慣の獲得を目指したい．障害者の高齢化対策という視点では，地

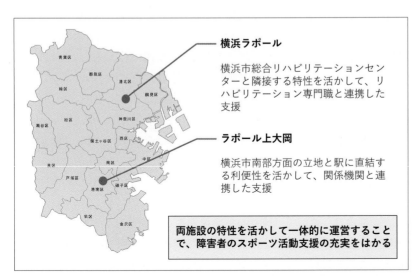

横浜ラポール
横浜市総合リハビリテーションセンターと隣接する特性を活かして、リハビリテーション専門職と連携した支援

ラポール上大岡
横浜市南部方面の立地と駅に直結する利便性を活かして、関係機関と連携した支援

両施設の特性を活かして一体的に運営することで、障害者のスポーツ活動支援の充実をはかる

図 2.
障害者スポーツ文化センターの立地と一体的な運営

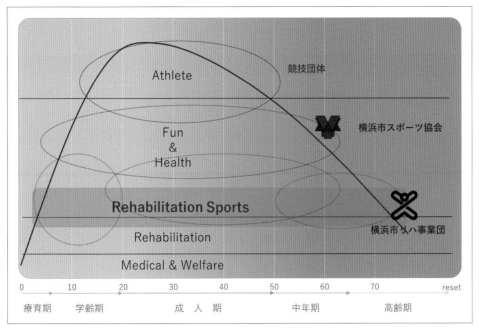

図 3. 療育期からの切れ目ない支援/活動の拡がりと組織的な役割分担

域包括支援センターや介護保険施設などと連携した介護予防や予防リハビリテーションの取り組みも必要となろう.

さて,ここまではプログラムの普及や参加の場拡大を目的とした連携のイメージだが,障害者の健康づくりは研究途上の分野であり,プログラムの開発や検証については医療・保健・体育領域の大学や研究機関との連携も積極的に進めていきたいと考えている.

おわりに

本稿では障害者スポーツセンターの役割を中心に横浜市における障害者の健康づくりについて,これまでの取り組みと今後の展望を紹介した.横浜市リハビリテーション事業団に位置付けられ,横浜リハセンターに隣接する横浜ラポールは大変恵まれた環境であることは間違いない.しかし,

本稿で示した障害者の健康づくりの手法や普及の考え方は,障害者スポーツセンターがない自治体や地域でも,様々な社会資源を連携し組織化することで実践できる.パラリンピック開催は,これまでなかなか難しかったスポーツ,医療,福祉,教育などの連携・協働の絶好の機会ではないだろうか.

文 献

1) 公益財団法人横浜市体育協会:令和元(2019)年度横浜市民スポーツ意識調査報告書,2020.
2) 横浜市市民局スポーツ振興課:横浜市スポーツ推進計画(中間見直し)～スポーツで育む地域とくらし～,2018
3) 高岡 徹:中途障害者地域活動センター(横浜市). *J Clin Rehabil*, 15(1):78-82, 2006.

第 47 回関東膝を語る会

日　時：令和2年11月14日（土）13：00〜18：00（予定）
会　場：東京女子医科大学病院　総合外来センター
　　　　5階　大会議室
　　　　〒162-8666　東京都新宿区河田町8-1
　　　　TEL：03-3353-8111（代表）
第47回関東膝を語る会　当番世話人：
　　　　樋口　博（あさくらスポーツリハビリテーショ
　　　　ンクリニック院長）
　　　　〒371-0811　群馬県前橋市朝倉町249-1
　　　　TEL：027-265-6522
一般演題：13：15〜16：50
特別講演：17：00〜18：00
　　　「若年アスリートの外側半月板単独損傷―外科治療の
　　　限界と今後の展望―」
　　　大阪府立大学総合リハビリテーション学研究科
　　　　　　　　　　　　　教授　堀部秀二　先生
一般演題募集締切日：令和2年8月31日（月曜）必着
応募方法：演題名，演者名，所属，住所，電話番号，
　　　　FAX番号，メールアドレスを明記の上，400-
　　　　800字以内の抄録をMicrosoft Office Word（可
　　　　能な限りWindows）にて作成し，メールに添付
　　　　の上，ご応募下さい.
お申込先：第47回関東膝を語る会　事務局
　　　　担当：仲澤文彦（あさくらスポーツリハビリ
　　　　　　　テーションクリニック）
　　　　E-mailアドレス：naka.jimu@asakura-reha.
　　　　　　　com

FAX 専用注文書

ご購入される書籍・雑誌名に〇印と冊数をご記入ください

5,000 円以上代金引換

〇	書 籍 名	定価	冊数
	運動器臨床解剖学—チーム秋田の「メゾ解剖学」基本講座— 新刊	¥5,940	
	ストレスチェック時代の睡眠・生活リズム改善実践マニュアル 新刊	¥3,630	
	超実践！がん患者に必要な口腔ケア 新刊	¥4,290	
	足関節ねんざ症候群—足くびのねんざを正しく理解する書— 新刊	¥5,500	
	読めばわかる！臨床不眠治療—睡眠専門医が伝授する不眠の知識—	¥3,300	
	骨折治療基本手技アトラス—押さえておきたい 10 のプロジェクト—	¥16,500	
	足育学　外来でみるフットケア・フットヘルスウェア	¥7,700	
	四季を楽しむビジュアル嚥下食レシピ	¥3,960	
	病院と在宅をつなぐ 脳神経内科の摂食嚥下障害—病態理解と専門職の視点—	¥4,950	
	ここからスタート！睡眠医療を知る—睡眠認定医の考え方—	¥4,950	
	カラーアトラス　爪の診療実践ガイド	¥7,920	
	睡眠からみた認知症診療ハンドブック—早期診断と多角的治療アプローチ—	¥3,850	
	肘実践講座　よくわかる野球肘　肘の内側部障害—病態と対応—	¥9,350	
	医療・看護・介護で役立つ嚥下治療エッセンスノート	¥3,630	
	こどものスポーツ外来—親もナットク！このケア・この説明—	¥7,040	
	野球ヒジ診療ハンドブック—肘の診断から治療，検診まで—	¥3,960	
	見逃さない！骨・軟部腫瘍外科画像アトラス	¥6,600	
	パフォーマンス UP！　運動連鎖から考える投球障害	¥4,290	
	医療・看護・介護のための睡眠検定ハンドブック	¥3,300	
	肘実践講座 よくわかる野球肘　離断性骨軟骨炎	¥8,250	
	これでわかる！スポーツ損傷超音波診断 肩・肘＋α	¥5,060	
	達人が教える外傷骨折治療	¥8,800	
	ここが聞きたい！スポーツ診療 Q & A	¥6,050	
	見開きナットク！フットケア実践 Q & A	¥6,050	
	高次脳機能を鍛える	¥3,080	
	最新　義肢装具ハンドブック	¥7,700	
	訪問で行う 摂食・嚥下リハビリテーションのチームアプローチ	¥4,180	

バックナンバー申込（※ 特集タイトルはバックナンバー 一覧をご参照ください）

❀メディカルリハビリテーション(No)

No＿＿＿＿　　No＿＿＿＿　　No＿＿＿＿　　No＿＿＿＿　　No＿＿＿＿
No＿＿＿＿　　No＿＿＿＿　　No＿＿＿＿　　No＿＿＿＿　　No＿＿＿＿

❀オルソペディクス(Vol/No)

Vol/No＿＿＿　Vol/No＿＿＿　Vol/No＿＿＿　Vol/No＿＿＿　Vol/No＿＿＿

年間定期購読申込

❀メディカルリハビリテーション	No.		から
❀オルソペディクス	Vol.	No.	から

TEL：	（　　　　）	FAX：	（　　　　）

ご住所	〒

フリガナ			
お名前		要捺印	診療科目

FAX 03-5689-8030 全日本病院出版会行

年　月　日

住 所 変 更 届 け

お 名 前	フリガナ	
お客様番号		毎回お送りしています封筒のお名前の右上に印字されております8ケタの番号をご記入下さい。
新お届け先	〒　　　　　　　都 道 　　　　　　　　府 県	
新電話番号	（　　　　　）	
変更日付	年　　月　　日より	月号より
旧お届け先	〒	

※ 年間購読を注文されております雑誌・書籍名に✓を付けて下さい。
- ☐ Monthly Book Orthopaedics （月刊誌）
- ☐ Monthly Book Derma. （月刊誌）
- ☐ 整形外科最小侵襲手術ジャーナル （季刊誌）
- ☐ Monthly Book Medical Rehabilitation （月刊誌）
- ☐ Monthly Book ENTONI （月刊誌）
- ☐ PEPARS （月刊誌）
- ☐ Monthly Book OCULISTA （月刊誌）

FAX 03-5689-8030

全日本病院出版会行

【2015〜17年増刊号・増大号】━━◆━◆━◆━◆━◆━◆━◆

No.183 知りたい！聞きたい！認知症 Q & A
編集/遠藤英俊（増刊号/4,980円＋税）

No.189 リハビリテーション医療における呼吸器診療
編集/笠井史人（増大号/4,000円＋税）

No.195 骨粗鬆症 update―リハビリテーションとともに―
編集/島田洋一・宮腰尚久（増大号/4,000円＋税）

No.203 リハビリテーションに役立つ！睡眠障害・睡眠呼吸障害の知識
編集/近藤国嗣（増刊号/4,980円＋税）

No.212 摂食嚥下障害リハビリテーション ABC
編集/出江紳一（増刊号/4,980円＋税）

No.217 知っておきたい！これからの生活期リハビリテーション
編集/石川 誠（増大号/4,000円＋税）

【2018年】━━◆━◆━◆━◆━◆━◆━◆━◆━◆

No.218 心大血管手術後のリハビリテーション　編集/宮野佐年

No.219 医療 IT を活かすチームリハビリテーション　編集/菅原英和

No.220 リハビリテーションから考える高次脳機能障害者への生活支援
編集/中島八十一

No.221 多職種協働による転倒予防 私たちの取り組み　編集/渡邊 進

No.222 チーム医療の中のリハ医のリーダーシップ―様々なチームシチュエーション―
編集/岡本隆嗣

No.223 次のリハビリテーションに活きる！私の脳疾患評価
編集/石合純夫（増刊号/4,980円＋税）

No.224 リハビリテーションを支える栄養管理の知識
編集/栢下 淳

No.225 知っておきたい脳卒中下肢装具の知識
編集/牧野健一郎

No.226 認知症高齢者の摂食嚥下リハビリテーション
編集/大熊るり

No.227 臨床実践！失語症のリハビリテーション
編集/前島伸一郎

No.228 成長期のスポーツ外傷・障害とリハビリテーション医療・医学
編集/帖佐悦男（増大号/4,000円＋税）

No.229 これからの"地域"づくり―リハビリテーションの視点から―
編集/宮田昌司

No.230 リハビリテーションに活かす ソーシャルワーカーの力
編集/取出涼子

【2019年】━━◆━◆━◆━◆━◆━◆━◆━◆━◆

No.231 心臓リハビリテーションにおける新時代の幕明け
編集/諸冨伸夫

No.232 脳性麻痺のリハビリテーション
―障害のある子どもとその家族を支える―
編集/土岐めぐみ

No.233 高齢者と排泄―アセスメントとケア―
編集/谷口珠実

No.234 在宅医に役立つ生活期における補装具・生活用具の知識
編集/吉永勝訓

No.235 歩きと姿勢を科学する　編集/長谷公隆

No.236 脳卒中リハビリテーション医療 update
編集/佐伯 覚（増刊号/5,000円＋税）

No.237 発達障害支援のマイルストーン―就学支援を中心に―
編集/日原信彦

No.238 摂食嚥下障害患者の食にチームで取り組もう！
編集/栢下 淳

No.239 実践！上肢投球障害に対するリハビリテーション
編集/森原 徹

No.240 これでナットク！摂食嚥下機能評価のコツ
編集/青柳陽一郎（増大号/4,000円＋税）

No.241 認知症早期診断・発症進行予防とリハビリテーション
編集/近藤和泉

No.242 運動器慢性疼痛マネージメントにおけるリハビリテーション診療の意義と重要性
編集/木村慎二

No.243 神経難病を在宅でどうみるか
編集/石垣泰則

【2020年】━━◆━◆━◆━◆━◆━◆━◆━◆━◆

No.244 手外科リハビリテーション診療
編集/金谷文則・大久保宏貴

No.245 車椅子の処方と患者・家族指導のポイント
編集/高岡 徹

No.246 記憶障害のリハビリテーション診療―私のアプローチ―
編集/大沢愛子

No.247 緩和ケアと QOL
―リハビリテーション医療現場でどうアプローチするか―
編集/宮田知恵子

No.248 パーキンソニズムのリハビリテーション診療
編集/野﨑園子

No.249 高齢者脊椎疾患リハビリテーションアプローチ
編集/髙木理彰

No.250 回復期で知っておきたい！ここが分かれ道!!
症状から引く検査値と画像
編集/川手信行（増刊号/5,000円＋税）

No.251 今こそ底上げ！回復期リハビリテーション病棟に
おけるリスク管理
編集/宮越浩一

No.252 リハビリテーション科医が知っておきたい
「お口」の知識
編集/弘中祥司

2021年　年間購読のご案内

年間購読料　40,150円（消費税込）

年間 13 冊発行

（通常号 11 冊・増大号 1 冊・増刊号 1 冊）

送料無料でお届けいたします！

各号の詳細は弊社ホームページでご覧いただけます.
☞www.zenniti.com/

※各号定価（本体価格 2,500 円＋税）（増刊・増大号を除く）

次号予告

足のリハビリテーション診療 パーフェクトガイド

No. 254（2020 年 10 月増大号）

編集企画／愛知淑徳大学教授　　　　和田郁雄

リハビリテーション医療に必要な足関節・足部
　の機能解剖学………………………屋比久博己ほか
リハビリテーション医療に必要な足関節・足部
　におけるバイオメカニクス……垣花　昌隆ほか
リハビリテーション医療に必要な足関節・足部
　の画像診断法………………………羽鳥　正仁ほか
リハビリテーション医療で使える足関節・足部
　の疾患や障害への超音波断層法の応用
　………………………………………林　　典雄
脳性麻痺による足部変形の整形外科治療と
　術前後リハビリテーション治療
　………………………………………福岡　真二
脊髄損傷に伴う足部ケアと
　リハビリテーション医療………渡邉　耕太
痙性麻痺足に対する痙縮治療の現状
　………………………………………青山　公紀ほか
痙性麻痺足に対する最新の治療
　―体外衝撃波による痙縮治療―
　………………………………………吉田　清志ほか
二分脊椎・脊髄髄膜瘤による足部障害，
　歩行機能障害への対応…………落合　達宏
末梢神経疾患や筋疾患（シャルコー・マリー・
　トゥース病など）による足関節および足部の
　障害に対するリハビリテーション治療
　………………………………………小林　庸子

足関節および足部のスポーツ傷害に対する
　保存療法の実際………………………橋本　健史
アキレス腱断裂に対する保存療法および
　縫合術後のリハビリテーション治療
　………………………………………安田　稔人ほか
足部軟部組織障害（アキレス腱症など）に対する
　リハビリテーション治療………青木　孝文
足関節外側靱帯損傷に対するリハビリテーション
　―再受傷予防を目指して―……萩尾　友宣ほか
足関節果部骨折・脱臼骨折に対する整形外科的
　治療後のリハビリテーション治療
　………………………………………岩澤　裕之ほか
足部・足関節疾患の整形外科的治療後の
　リハビリテーション治療のポイント
　………………………………………髙倉　義幸
外反母趾に対する運動療法（母趾外転筋運動訓練）
　………………………………………佐本　憲宏
足趾・前足部障害に対するリハビリテーション
　治療……………………………………生駒　和也ほか
変形性足関節症に対する運動療法
　………………………………………倉　　秀治
成人期扁平足への対応…………平野　貴章ほか
小児期扁平足への対応…………若林健二郎ほか
糖尿病および末梢血管障害による足部障害への
　対応……………………………………門野　邦彦ほか
関節リウマチに伴う足趾，足部の変形や障害に
　対する整形外科およびリハビリテーション治療
　………………………………………野口　貴明ほか
足関節および足部の障害に対する装具治療の
　現状と処方上のポイント………大串　　幹
靴選びのポイント―靴の構造と機能―
　………………………………………関　　広幸ほか

掲載広告一覧

（株）gene　表 4

		No. 253　編集企画：	
編集主幹：宮野佐年	医療法人財団健貢会総合東京病院 リハビリテーション科センター長	緒方　徹	国立障害者リハビリテーションセンター病院 障害者健康増進・運動医科学支援 センター長
水間正澄	医療法人社団輝生会理事長 昭和大学名誉教授		

Monthly Book Medical Rehabilitation　No. 253

2020 年 9 月 15 日発行　（毎月 1 回 15 日発行）

定価は表紙に表示してあります．

Printed in Japan

発行者　　末　定　広　光
発行所　　　株式会社　全日本病院出版会
〒113-0033　東京都文京区本郷 3 丁目 16 番 4 号 7 階
　　　　電話　(03) 5689-5989　Fax (03) 5689-8030
　　　　郵便振替口座　00160-9-58753

印刷・製本　三報社印刷株式会社　　　　電話　(03) 3637-0005
広告取扱店　㈱日本医学広告社　　　　電話　(03) 5226-2791

© ZEN・NIHONBYOIN・SHUPPANKAI, 2020